·四川大学精品立项教材·

U0251902

# 眼镜光学

主　编　刘陇黔

副主编　陈涛文　杨　必

参　编　马　可　董光静　熊　玲

　　　　颜　月　朱申麟　伍　叶

四川大学出版社

SICHUAN UNIVERSITY PRESS

**图书在版编目（CIP）数据**

眼镜光学 / 刘陇黔主编 . — 成都 : 四川大学出版社，2023.6

四川大学精品立项教材

ISBN 978-7-5690-6064-5

Ⅰ . ①眼… Ⅱ . ①刘… Ⅲ . ①眼镜学－几何光学－高等学校－教材 Ⅳ . ① R778.3

中国国家版本馆 CIP 数据核字 (2023) 第 057075 号

---

书　　名：眼镜光学
　　　　　Yanjing Guangxue
主　　编：刘陇黔
丛 书 名：四川大学精品立项教材

---

选题策划：许　奕
责任编辑：许　奕
责任校对：倪德君
装帧设计：墨创文化
责任印制：王　炜

---

出版发行：四川大学出版社有限责任公司
　　　　　地址：成都市一环路南一段 24 号（610065）
　　　　　电话：（028）85408311（发行部）、85400276（总编室）
　　　　　电子邮箱：scupress@vip.163.com
　　　　　网址：https://press.scu.edu.cn
印前制作：四川胜翔数码印务设计有限公司
印刷装订：成都市新都华兴印务有限公司

---

成品尺寸：185mm×260mm
印　　张：12
字　　数：292 千字

扫码获取数字资源

版　　次：2023 年 9 月 第 1 版
印　　次：2023 年 9 月 第 1 次印刷
定　　价：60.00 元

四川大学出版社
微信公众号

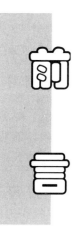

# 前言

　　视光学的主要内容为屈光不正的矫正和初级眼保健。屈光不正是视光学的主要研究对象，矫正方式主要为框架眼镜、接触镜和屈光手术，其中，框架眼镜是最主要的矫正方式。框架眼镜尽管有数百年的发展历史，但近几十年来，随着材料学、机械制造的发展，框架眼镜发生了日新月异的变化。眼镜光学作为视光学核心课程，是研究眼镜透镜的光学原理、设计、配戴，以及镜片和镜架材料的学科。眼镜光学不仅涉及光学、材料学、化学等传统学科，还涉及社会心理学和美学等领域。

　　本书是在四川大学华西临床医学院眼视光学系自编讲义《眼镜光学》使用多年并成为四川大学精品讲义的基础上，由各位授课老师不断丰富、更新和完善，共同编写而成。本书为四川大学立项建设教材。本书凝聚了各位授课老师的心血和智慧。同时，本书的编写也参考了目前同类书籍和相关文献，在此向本书所参考的书籍和文献的作者表达诚挚的谢意！

　　根据多年来授课老师的教学反馈、学生反馈，结合学科发展和配镜实践操作的要求，笔者对本书的编写思路在原有讲义的基础上进行了调整。本书可为普通框架眼镜和特殊人群框架眼镜的设计提供专业的理论支持和实践指导。

本书适合各大院校眼视光学专业的本科生使用，同时也可作为视光学硕士研究生和博士研究生的专业参考书以及配镜师、制镜工作人员的业务参考书。

刘陇黔

**2023 年 8 月 31 日**

目录

# 第一章 概 论

## 第一节 概 述

眼镜光学是一门研究眼镜透镜的光学、设计、配戴，以及镜片和镜架的材料和质检的学科。掌握眼镜光学知识是验配一副合格、舒适的眼镜的基础。因此，眼镜光学是视光学专业教学中的一门重要的专业基础课程。

眼镜是配戴在人眼前的可以改善视力、保护眼睛或作为装饰用途的一种光学器具。眼镜可矫正多种视力问题，包括近视、远视、散光、老视等。眼镜包括镜片和镜架。镜片为符合眼的生理特性和面部特征的透镜。镜架用于固定镜片于眼前。

### 一、透镜的作用

透镜是由前后两个折射面组成的透明介质，其中至少有一面是弯曲面。透镜分为球面透镜（凸透镜、凹透镜）以及像散透镜（圆柱面透镜、球柱面透镜等），具有以下作用。

（一）改变进入眼睛光束的聚散度

凸透镜能使平行光线会聚于透镜后某一点；凹透镜能使平行光线发散，使光线好像从凹透镜前某一点发出；光线通过圆柱面透镜的屈光力子午线也会出现聚散度的改变。

（二）减少进入眼睛的光量

光线照射到镜片表面时，一部分光线被镜片表面反射，一部分光线被镜片吸收，剩余光线通过镜片射出。光线在镜片表面产生反射使得光线透光率下降，导致视物清晰度下降。此外，由于有屈光力的镜片前后表面曲率不同，它们之间产生的内反射也会影响视物清晰度和舒适性。

（三）保护眼睛

眼镜不仅能起到矫正视力、改善视力的作用，有些具有特殊防护功能的眼镜还可以保护眼睛，避免受到某些有害因素损伤，比如，紫外线、红外线和微波等电磁波的辐射，粉尘、烟尘、金属和砂石碎屑以及化学溶液溅射等。

（四）矫正斜视

有屈光不正的斜视患者配戴眼镜不仅可以提高矫正视力，还可以矫正眼位。比如调节性内斜视患者戴镜可以消除斜视，获得双眼视力的正常发育，避免手术矫正。甚至有些斜视患者术后仍需要戴眼镜，以利于残余斜视的矫正，比如部分调节性内斜视，由于手术仅矫正了戴镜矫正不了的部分内斜视，术后按完全调节性内斜视治疗，仍然需要坚持戴镜。

## 二、透镜的材料

镜片根据材料可分为水晶镜片（天然材料）、玻璃镜片、树脂镜片。该部分内容将会在本书第十四章详细阐述。

## 三、透镜的形式

由两个折射面构成的透明介质称为透镜。透镜的两个面可以都是球面，也可以一面是球面，另一面是平面。透镜是光学仪器中使用最为广泛的光学元件。透镜根据其表面形式，可分为球面透镜、像散透镜等。其中，球面透镜又分为凸透镜和凹透镜，见图1-1。

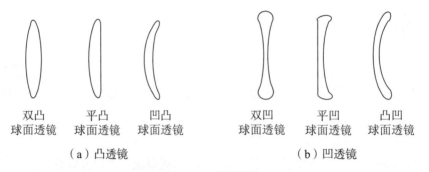

双凸球面透镜　平凸球面透镜　凹凸球面透镜　　双凹球面透镜　平凹球面透镜　凸凹球面透镜

（a）凸透镜　　　　　　　　　（b）凹透镜

图1-1　球面透镜

1. 凸透镜：中央比边缘厚的透镜称为凸透镜。凸透镜有以下三种形式。

（1）双凸球面透镜：透镜的两个折射面均为凸球面。

（2）平凸球面透镜：透镜的一个折射面为凸球面，另一个折射面为平面。

（3）凹凸球面透镜：透镜的一个折射面为凸球面，另一个折射面为凹球面，且凸球面的曲率半径大于凹球面的曲率半径。

2. 凹透镜：中央比边缘薄的透镜称为凹透镜。凹透镜有以下三种形式。

（1）双凹球面透镜：透镜的两个折射面均为凹球面。

（2）平凹球面透镜：透镜的一个折射面为凹球面，另一个折射面为平面。

（3）凸凹球面透镜：透镜的一个折射面为凹球面，另一个折射面为凸球面，且凹球面的曲率半径大于凸球面的曲率半径。

3. 像散透镜：散光眼在其相互垂直的两个子午线上有最大的屈光力和最小的屈光

力，外界平行光线经过散光眼后成像为前后两条相互垂直的焦线。因此，矫正散光眼需要在不同子午线上有不同屈光力的透镜。这种透镜又称为"散光透镜"。

（1）圆柱面透镜：透镜面一条子午线上没有屈光力，而与之垂直的另一条子午线上有一定的屈光力，其在视光学中也称为单纯散光透镜。

（2）球柱面透镜：透镜面两条相互垂直的子午线上都有一定的屈光力，且两者的屈光度不相等。

（3）环曲面透镜：将球柱面透镜的圆柱面和球柱面制成新月形，就是环曲面透镜。

4. 三棱镜：组成透镜的基本单位，是一种特殊类型的透镜，使入射光线发生偏斜，用于解决隐斜视、斜视等双眼视功能异常问题。

## 四、透镜的性质

### （一）会聚透镜

将透镜放置于光路中，透镜的折射面以及透镜的厚度产生作用。如果平行入射光束会聚于透镜后方一点，此透镜称为会聚透镜（converging lens）。图 1-2 展示一个会聚透镜将平行入射光束聚焦于一点 $F'$ 的情形，$F'$ 称为透镜的第二主焦点，从透镜的背面到 $F'$ 的距离称为焦距，以 $f'$ 表示。会聚透镜的中央比边缘厚。

### （二）发散透镜

如果平行入射光线被透镜发散，则光线经过透镜折射后，好像是从透镜前面一点发出，此透镜称为发散透镜。发散透镜的中央比边缘薄。

会聚透镜（左）和发散透镜（右）见图 1-2。

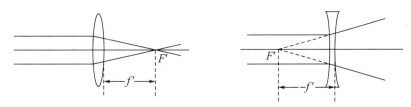

图 1-2　会聚透镜（左）和发散透镜（右）

### （三）像散透镜

如果平行入射光线通过透镜后不能汇聚成一点，反向延长后也不能汇聚成一点，即失去它的同心性，称为像散透镜。像散透镜相互垂直的两个边缘厚度不一致。

### （四）像移透镜

如果平行入射光线通过透镜后仍为平行光线，但方向发生改变，称为像移透镜。像移透镜相对的两个边缘厚度不一。

## 五、透镜的符号

透镜的光轴（optical axis）：通过透镜前后折射面光心的连线称为透镜的光轴，如

图 1–3 中的 $AB$ 线。

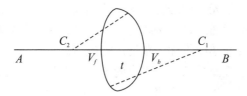

**图 1–3　透镜的光轴**

透镜的顶点（vertex）：透镜折射的几何中心称为顶点，对应前后折射面的分别称为前顶点 $V_f$（front vertex）和后顶点 $V_b$（back vertex）。

光心厚度（$t$）：透镜前后顶点的距离。

透镜的光心：假定透镜为薄透镜，光线通过该点方向不发生偏折的点称为透镜的光心。

# 第二节　笛卡尔光学符号系统

笛卡尔光学符号系统（Cartesian system）：为了能够采用数学方法来描述光学系统的结构、光线的空间位置关系、物像的相对位置以及大小，引入笛卡尔光学符号规则，见图 1–4。

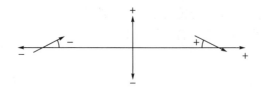

**图 1–4　笛卡尔光学符号规则**

1. 所有光线均假定从左至右而行，自透镜面向左度量的距离为负，向右度量的距离为正。

2. 自光轴向下度量为负，向上度量为正。

3. 角度的度量则从光轴转向光线，顺时针为正，逆时针为负。

# 第三节　眼镜矫正屈光不正的原理

## 一、眼的屈光状态

角膜、房水、晶状体、玻璃体构成眼睛的屈光系统，其中以角膜和晶状体的屈光力起主要作用。晶状体通过其前表面曲率的改变，改变眼睛的屈光力，使眼睛对不同距离的观察物体都能清晰成像，这个过程称为调节。

当眼睛的调节处于静止状态时，由无穷远的物体发出的平行光线通过眼睛的屈光系统后，能够聚焦在视网膜上，从而使物体能够清晰成像在视网膜上，称为正视眼。如果平行光线不能聚焦在视网膜上，则无穷远的物体不能清晰成像在视网膜上，称为非正视眼。成像在视网膜前，称为近视眼；成像在视网膜后，称为远视眼。

无论是近视眼还是远视眼，无穷远的物点均不能在视网膜上形成清晰的像点，而是形成一个模糊圈（图 1-5），从而使所见物体模糊不清。

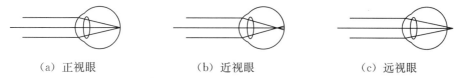

（a）正视眼　　　　　　　　（b）近视眼　　　　　　　　（c）远视眼

图 1-5　不同屈光状态眼睛的视网膜成像

调节静止时，与视网膜黄斑中心凹相共轭的空间物点称为远点，而与视网膜共轭的空间球面称为远点球面。正视眼的远点位于无穷远，近视眼的远点位于眼前某一点，远视眼的远点位于眼球后方。

当眼睛处于最大调节状态时，与视网膜黄斑中心凹相共轭的空间物点称为近点。眼睛可以清晰成像的空间即为远点和近点之间的范围。所以，近视眼可看清近点以外的近处的物体。而远视眼能够看清的范围取决于眼睛的调节能力。当调节能力高于远视眼的屈光度时，远视眼可看清近点至无穷远的空间物体；当调节能力低于远视眼的屈光度时，远视眼则不能看清任何距离的物体。

随着年龄的增加，调节能力逐渐降低，并趋于 0，近点与远点的距离减小，甚至与远点重合，这种状态称为老视。

## 二、主点屈光

为了度量非正视眼的离焦程度，可使用主点屈光（$K$），也就是远点与眼睛主点的距离的聚散度。以眼睛主点为原点，根据笛卡尔光学符号规则，近视眼的主点屈光度为负，远视眼的主点屈光度为正，正视眼的主点屈光度为 0。

屈光度的公式如下：

$$F = K' - K$$

式中，$F$ 为眼睛光学系统的屈光度，$K'$ 为框架眼镜的度数，$K$ 为眼睛主点屈光度。

假定非正视眼的屈光力正常，非正视眼的屈光不正由眼轴延长所致，已知眼睛屈光介质的折射率，可求出眼轴长度，即：

$$k' = \frac{n}{K'} = \frac{n}{F + K}$$

例题 1-1：一远视眼的远点为眼前 0.50m，求其使用简约眼的眼轴长度。

解：简约眼的屈光力为 60D，屈光介质的折射率为 4/3，则：

$$k' = \frac{n}{F + K} = \frac{4/3}{60 + 1/0.50} = 21.5 \; (\text{mm})$$

答：简约眼眼轴长度为 21.5mm。

## 三、屈光不正的矫正

眼镜是矫正屈光不正最常用的光学器具。但眼镜不能在眼睛主点对非正视眼进行矫正，而是必须放置在眼前一定的距离。

眼镜矫正屈光不正的原理为镜片的第二焦点与屈光不正眼的远点重合，从而使屈光不正眼的远点通过镜片被移至无穷远（图 1-6）。

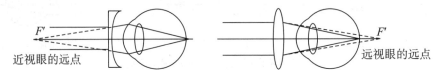

**图 1-6　眼镜矫正屈光不正的原理**

矫正非正视眼的眼镜光焦度称为眼镜屈光度（$F_s$）。眼镜屈光度与主点屈光度可使用下列公式换算：

$$F_s = \frac{K'}{1+dK'} \text{或} K' = \frac{F_s}{1-dF_s}$$

式中，$d$ 为眼镜后顶点与眼主点之间的距离，$K'$ 为框架眼镜的度数。

### 主要参考文献

［1］朱世忠. 眼镜光学技术［M］. 北京：人民卫生出版社，2012.

［2］WEI S，SUN Y，LI S，et al. Refractive errors in university students in central China：the Anyang University students eye study［J］. Investigative Ophthalmology & Visual Science，2018，59（11）.

（伍叶　刘陇黔）

# 第二章　球面透镜

## 第一节　球面透镜的概念及分类

由前后两个折射面组成的透明介质称为透镜，两个折射面中，至少有一个是弯曲面。弯曲面可以是球面、非球面、柱面或环曲面。

球面透镜（spherical lens）指前后两个面都是球面，或一个面是球面，另一个面是平面的透镜。

球面透镜可分为凸透镜（convex lens）和凹透镜（concave lens）两大类。

## 第二节　镜片的表示法

### 一、镜片屈光力的单位

英寸表示法：屈光力大小通常以其焦距的英寸长度来表示。这种表示法的缺点是两个透镜组合时，总的屈光力不能由两个透镜的屈光力简单相加。

屈光度表示法：屈光度是以焦距单位为米（m）时的倒数来表示的。

屈光力等于焦距的倒数：

$$F_D = 1/f$$

### 二、球面透镜的表示法

正透镜：会聚透镜（凸透镜），在其屈光度前加一个"＋"号。

负透镜：发散透镜（凹透镜），在其屈光度前加一个"－"号。

球面透镜：透镜的面是球形的，以缩写 DS 表示。

## 三、屈光度间距

屈光度间距有两种：一种是四分之一间距，另一种是八分之一间距。

屈光度表示法通常以 $\frac{1}{4}$DS 为间距，如 0.25DS、0.50DS、0.75DS、1.00DS 等，一般都保留两位小数。如果透镜的屈光度为 0，则以 0.00DS 或者数学符号 ∞ 表示，称为无焦（afocal）或平面透镜（plano lens）。

屈光度表示法以 $\frac{1}{8}$DS 为间距，采用两位小数。将 $\frac{1}{8}$DS 变为小数时，将第三位小数的"5"舍去，即 0.125 写成 0.12DS，在计算 0.12 与 0.12 相加时，舍去的"5"则仍应计算在内。即 0.12+0.12=0.25。

$\frac{1}{8}$DS 系统如下：±0.12DS、±0.25DS、±0.37DS、±0.50DS、±0.62DS、±0.75DS、±0.87DS、±1.00DS。

# 第三节　透镜的视觉像移特点

## 一、视觉像移

视觉像移：通过透镜所看到的物体的像随着透镜的移动而移动的现象。

逆向像移（against movement）：将透镜置于眼前 15cm 处，通过该透镜观看远处的一条水平线，当透镜向下移动时，通过透镜看到的水平线将往上移动，称作逆向像移。正透镜产生逆向像移。透镜与观察眼的距离至少应小于该透镜的焦距。如果透镜的第二主焦点在透镜与眼睛之间，则将看到一个缩小的倒像。

顺向像移（with movement）：通过透镜看一条水平线，当透镜缓慢地向下移动时，水平线也向下移动，称作顺向像移。任何负透镜都能产生这种现象。如果将目标改为"十"字线。那么看起来就更明显了。

正透镜有放大作用，负透镜有缩小作用。

## 二、透镜的定心（centring the lens）

### （一）"十"字线

照射法：将一光源置于被测透镜前面，然后观察光源在透镜前、后两个面所产生的反射像位置，当两个反射像重合时，重合点就是光心。

镜片联合：将两透镜相叠组合，为镜片联合。镜片联合所产生的效果与单片透镜相同。

（二）中和

如果将屈光度相同、符号相反的两个透镜相叠组合，其联合屈光度将是 0，所以在"十"字线检验中不产生视觉像移，这时的正透镜和负透镜恰好彼此相互中和。

### 三、球面透镜的中和法

如果我们有一片透镜，不知道其屈光度为多少，但我们有一整套从±0.25DS 至±20.00DS的球面透镜系列，就可用中和透镜组（neutralising set）和试镜箱（trial case）很容易地求出未知镜片的屈光度。

进行中和试验时，测试透镜应与被测透镜的背面相接触。背面指靠近眼睛的这一面（一般也称作里面）。现代弯曲透镜因含空气的间隙太大，所测结果不准（图 2-1），所以常将测试透镜置放于被测透镜的前面。

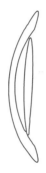

图 2-1　新月形被测透镜与测试透镜

### 四、球面透镜中和法的注意事项

测试时，务必使两镜片靠近，以免测量出现误差。

测试透镜和被测透镜必须同轴，所以被测透镜的光心应该预先测出，以便和测试透镜的几何中心相重合。

以手持住两片镜片，尽可能远离眼睛，并尽可能寻找最远的目标观察，以获得较高的灵敏度。一般观察目标应离观察者5～6m。

## 第四节　球面透镜的制作

### 一、镜片材料的折射率

眼镜皇冠玻璃（spectacle crown）黄色光的折射率：30/19.698=1.523。

如果折射率未指明是针对某种色光或某种波长，则被认为是指对黄色光而言，黄色光波长为 587.56nm。

透镜的面屈光力：透镜面改变入射光束聚散度的能力。

总屈光力（$F$）如下：

$$F = F_1 + F_2$$

假设第一面和第二面的曲率半径分别为 $r_1$ 和 $r_2$，每一个面两边的媒质折射率为 $n$ 与 $n'$，则：

$$F_1 = \frac{n'-n}{r_1}, \quad F_2 = \frac{n-n'}{r_2}$$

光线即将进入的媒质折射率减去即将离开的媒质折射率。

空气中 $n=1$，则：

$$F_1 = \frac{n'-1}{r_1}, \quad F_2 = \frac{1-n'}{r_2}$$

设 $r$ 的单位为 mm，眼镜皇冠玻璃的 $n=1.523$，$F_1 = 523/r_1$，$F_2 = -523/r_2$。

造镜者公式也可表示为：

$$F = (n-1)\left(\frac{1}{r_1} - \frac{1}{r_2}\right)$$

在实际应用时，为了计算方便，分别计算两者的 $F_1$ 和 $F_2$，然后相加即得结果。

## 二、透镜的形式

如果要磨制屈光力为 $F$ 的薄透镜，可任意选择两个面的屈光力 $F_1$ 与 $F_2$，只要 $F_1 + F_2 = F$ 即可。以 +6.00DS 透镜为例，可任意选择下列一种形式。

**（一）凸透镜的各种形式**

双凸透镜（biconvex lens）：凸透镜的前后两个面均为凸面。

等双凸透镜（equiconvex lens）：两个凸面的屈光度相等。

平凸透镜（plano-convex lens）：凸透镜的一面是凸面，另一面是平面。

新月形凸透镜（meniscus-convex lens）：由一个凸面和一个凹面组成，又称为凹凸透镜。

**（二）凹透镜的各种形式**

双凹透镜（biconcave lens）：凹透镜的前后两个面均为凹面。

等双凹透镜（equiconcave lens）：两个凹面的屈光度相等。

平凹透镜（plano-concave lens）：凹透镜的一面是凹面，另一面是平面。

新月形凹透镜（meniscus-concave lens）：由一个凹面和一个凸面组成，又称为凸凹透镜。

透镜的形式见图 2—2。

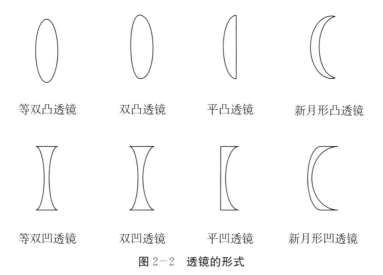

| 等双凸透镜 | 双凸透镜 | 平凸透镜 | 新月形凸透镜 |

| 等双凹透镜 | 双凹透镜 | 平凹透镜 | 新月形凹透镜 |

图 2-2　透镜的形式

### (三) 透镜的最佳形式

凡是经过精心计算以消去或减少镜片周边各种缺陷或像差（aberration）的球面镜片，称作透镜的最佳形式，透镜的最佳形式几乎全为新月形。

具备这种曲率半径的磨盘可磨出的屈光度应为：

$$T = \frac{n-1}{r}$$

如果使用标准磨盘（以冕皇冠玻璃为标准）磨制其他不同折射率材料的镜片，则应选用磨盘的屈光度可使用下列公式求得：

$$T = \frac{(n-1)F}{n'-1}$$

如 $n=1.523$，则 $T=0.523\, F/(n'-1)$。$n$ 为磨盘折射率，$n'$ 为镜片材料折射率。

例题 2-1：使用标准磨盘要磨制屈光度为 $-6.00$DS，材料折射率为 1.86 的镜片，应选用的磨盘为：

解：$T = \dfrac{0.523 \times 6}{1.86-1} = 3.65$

答：最接近的磨盘为 3.75，即 3.75 挡的磨盘最接近 $T$ 的计算值。

## 主要参考文献

[1] 瞿佳. 眼镜技术 [M]. 北京：高等教育出版社，2005.

[2] 瞿佳，陈浩. 眼镜学 [M]. 3 版. 北京：人民卫生出版社，2017.

（杨必　刘陇黔）

## 【课后练习题】

1. 请列举出球镜的表示方法。

2. 请列举出凹透镜和凸透镜的各种形式。

3. 请列举出球面透镜中和法的注意事项。

# 第三章　圆柱面透镜与球柱面透镜

## 第一节　概　　述

圆柱面透镜是指一个面是柱面，另一个面是平面的透镜。圆柱面透镜分为正圆柱面透镜和负圆柱面透镜。球柱面透镜是指一个面是球面，另一个面是柱面的透镜，或两个屈光度不同的圆柱面透镜互相垂直组合而成。

圆柱面透镜可以从一透明圆柱体（如玻璃）沿轴方向切下一片，得到一个圆柱面透镜（cylindrical lens）。

通过圆柱面透镜中心连接其边缘两端的连线称为子午线。柱镜各子午线的曲率半径不同，各子午线的屈光力的计算与球面透镜相同，由该子午线的曲率半径决定，即：

$$F = \frac{n' - n}{r}$$

式中，$n'$ 为透镜的折射率；$r$ 为该子午线的曲率半径；$n$ 为媒质折射率，媒质为空气时 $n = 1$。

例题 3-1：圆柱面透镜的折射率 $n' = 1.523$，该子午线的曲率半径为 0.523m，则该子午线的屈光力是多少？

解：$F = \dfrac{n' - n}{r} = \dfrac{1.523 - 1}{0.523} = +1.00\mathrm{D}$

答：该子午线的屈光力为 +1.00D。

由于圆柱面透镜各子午线的曲率半径不同，各子午线的屈光力也各不相同。在各子午线中，一条子午线的曲率半径为无穷大，屈光力为 0，称为轴向子午线（axis meridian）。与轴向垂直的子午线曲率半径最小，即屈光力最大，称为屈光力子午线（power meridian）。

总结：圆柱面透镜在轴向上屈光力为 0，与轴向垂直的另一条主子午线上屈光力最大。

图 3-1（a）显示了圆柱面透镜的轴在垂直方向，$AB$ 为圆柱面透镜的轴，水平方向为屈光力子午线。光束通过圆柱面透镜时，经过轴向子午线方向的光束聚散度不发生改变，经过屈光力子午线的光束会聚，在图 3-1（b）中 $C$ 处形成一条线，称为焦线（focal line）。该焦线与轴向子午线平行，与屈光力子午线垂直。光束通过正圆柱面透镜，形成一条实焦线；光束通过负圆柱面透镜，形成一条虚焦线。

球柱面透镜的最大曲率半径的子午线的曲率半径不是无穷大，并且有一定的屈光力。两条互相垂直的子午线分为最小子午线和最大子午线，两者都称为球柱面透镜的主子午线（principal meridian）。光束通过球柱面透镜两条不同屈光力主子午线后形成两条互相垂直并相隔一定距离的焦线，如图 3-1（c）中的 C、D。

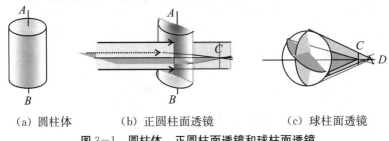

（a）圆柱体　　（b）正圆柱面透镜　　（c）球柱面透镜

图 3-1　圆柱体、正圆柱面透镜和球柱面透镜

# 第二节　透镜的成像

## 一、球面透镜的成像

通过球面透镜折射的光束，其形状和大小具有以下的共轭关系：

$$L' = L + F$$

式中，$L$ 和 $L'$ 代表进入和离开透镜的光束聚散度，以屈光度表示；$F$ 代表透镜的屈光度。如果透镜在空气中，$L' = 1/l'$，$L = 1/l$（$l'$ 表示像距，$l$ 表示物距）。折射光束的横断面形状与透镜形状相同并且会聚于一点，即保持同心性，此种光束称为无像散（stigmatic）光束。球面透镜的成像见图 3-2。

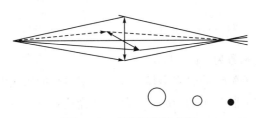

图 3-2　球面透镜的成像

## 二、圆柱面透镜的成像

一定距离的物体发出的一束光线通过圆柱面透镜后，其柱轴方向无屈光力，所以光束的聚散度不变。屈光力子午线方向，光束的聚散度发生改变，形成与柱轴平行的线 AB 或 CD，可见一个物点通过圆柱面透镜后所成的像为一条线，称为焦线，与圆柱面透镜的轴向子午线平行。圆柱面透镜的成像见图 3-3。

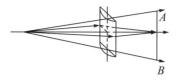 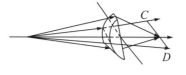

垂直放置，轴向为90°的圆柱面透镜　　　　　　左图的水平放置

**图3－3　圆柱面透镜的成像（1）**

焦线或物像的位置同样具有以下关系：$L' = L + F$。

如果透镜在柱轴方向的直径为 $d$，通过图3－4中的几何关系可求出焦线长度 $h'_L$：

$$\frac{h'_L}{d} = \frac{l - l'}{l} = \frac{L - L'}{L} = \frac{F}{F'}$$

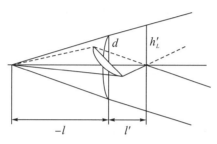

**图3－4　圆柱面透镜的成像（2）**

利用相似三角形，透镜直径/像高 = $\dfrac{物距}{物距 + 像距}$。当物点位于无穷远处时，

$\dfrac{物距}{物距 + 像距}$ 均趋于无穷大，$h'_L = d$。

总结：平行光束通过正圆柱面透镜后，成像于像方焦点位置，是一条平行于正圆柱面透镜轴的直线，称为像方焦线，长度等于这个正圆柱面透镜的轴向直径。负圆柱面透镜对光束具有发散作用，物点发出的光束通过负圆柱面透镜后成虚线，其像方焦线为虚焦线。

## 三、球柱面透镜的成像

球柱面透镜两个子午线方向屈光力不相等，并且均不等于0，可以看成两个圆柱面透镜垂直叠加。所以一束光线透过球柱面透镜后形成互相垂直的两条焦线，这两条焦线不在同一个平面上，两个主子午线的屈光力差值（即透镜的散光值）随两者间距离增大而增大。

平行光束通过球柱面透镜后，不能形成焦点，称为像散光束，通常又称为 Sturm 光锥（Sturm's conoid）。

如图3－5所示，一束光线通过球柱面透镜后形成不在同一平面但互相垂直的两条焦线。两条焦线一条与柱轴平行，一条与柱轴垂直。两焦线之间的距离称为 Sturm 间距（interval of Sturm）。

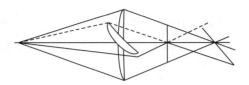

图 3－5　球柱面透镜的成像

两条焦线之间为一系列横径由 0 逐渐增大、纵径由大逐渐减小为 0 的连续变化的椭圆，其中有一个椭圆与球柱面透镜形状相同，即横径与纵径相等的最小截面，称为最小弥散圆（disk of least confusion）。

前焦线的方向与球柱面透镜屈光力最大子午线方向相同，后焦线的方向与球柱面透镜屈光力最小子午线方向相同。前焦线与后焦线之间的间隔大小，表示镜片散光度数的大小。散光度数小，Sturm 间距小；散光度数大，Sturm 间距大。最小弥散圆的大小决定视力情况。Sturm 间距大，最小弥散圆也大，视力相对差；Sturm 间距小，最小弥散圆也小，视力相对好。

图 3－6 为 Sturm 光锥的水平截面和垂直截面，从图中的几何关系可推导 Sturm 光锥各参数的求导公式。

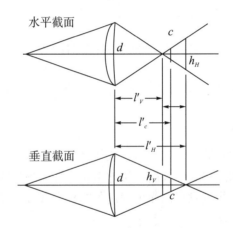

图 3－6　Sturm 光锥的水平截面和垂直截面

$l'_V$、$l'_H$ 分别表示垂直焦线和水平焦线的位置，则 $l'_V$ 可由 $L'_V = L + F_V$ 求出，$l'_H$ 可由 $L'_H = L + F_H$ 求出。

用 $h_V$、$h_H$ 分别表示垂直焦线和水平焦线的长度，Sturm 间距用 $I$ 表示，可推导出：

$$h_V = \frac{d(l'_H - l'_V)}{l'_H} = \frac{dI}{l'_H}$$

$$h_H = \frac{d(l'_H - l'_V)}{l'_V} = \frac{dI}{l'_V}$$

$$焦线长度 = \frac{透镜直径 \times Sturm\ 间距}{另一焦线到透镜的距离}$$

分别用 $c$、$l'_c$ 表示最小弥散圆的直径和位置。最小弥散圆位置如下。

水平截面：

$$\frac{c}{d} = \frac{l'_c - l'_V}{l'_V}$$

垂直截面：

$$\frac{c}{d}=\frac{l'_H-l'_c}{l'_H}$$

则最小弥散圆至透镜的距离：

$$l'_c=\frac{2l'_Vl'_H}{l'_V+l'_H}$$

该距离以屈光度的形式表示为：

$$l'_c=\frac{L_V+L_H}{2}$$

最小弥散圆的直径（$c$）：

$$c=\frac{d(l'_H+l'_V)}{l'_V+l'_H}=\frac{dI}{l'_V+l'_H}$$

例题 3-2：直径为 50mm 的球柱面透镜，其垂直子午线的屈光度为+5.00D，水平子午线的屈光度为+4.00D，一物点 $W$ 在该透镜前方 2m 处，试求该物点通过此球柱面透镜后形成的焦线及最小弥散圆的位置和大小。

解：已知 $L=-0.50\text{D}$，$d=5\text{cm}$，$F_V=5.00\text{D}$，$F_H=4.00\text{D}$，所以

$L'_V=L+F_V=-0.50\text{D}+5.00\text{D}=+4.50\text{D}$

$l'_V=\dfrac{1}{4.5}=+0.222$（m）$=+22.2$（cm）

$L'_H=L+F_H=-0.50\text{D}+4.00\text{D}=+3.50\text{D}$

$L'_c=\dfrac{L'_V+L'_H}{2}=\dfrac{4.5+3.5}{2}=+4.00\text{D}$

$l'_H=\dfrac{1}{3.5}=+0.286$（m）$=+28.6$（cm）

$l'_c=\dfrac{1}{4}=0.25$（m）$=+25$（cm）

$I=l'_H-l'_V=28.6\text{cm}-22.2\text{cm}=+6.4\text{cm}$

$h_V=\dfrac{dI}{l'_H}=\dfrac{5\times6.4}{28.6}=+1.12\text{cm}$（垂直焦线）

$h_H=\dfrac{dI}{l'_V}=\dfrac{5\times6.4}{22.2}+1.44\text{cm}$（水平焦线）

$c=\dfrac{dI}{l'_V+l'_H}=\dfrac{5\times6.4}{22.2+28.6}=+0.63$（cm）（直径）

## 四、球柱面透镜对有限尺寸和形状物体的成像

物体上每一点均产生互相垂直的两条焦线，主子午线在倾斜方向时，焦线也相应倾斜并与柱轴平行。

在两条焦线间，折射光束有最小横断面，为无数最小弥散圆（形状与透镜相同）互相融合而成，形状则与物体形状相同。有限尺寸和形状物体的成像见图 3-7。

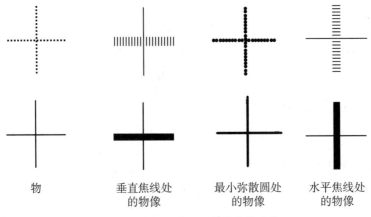

| 物 | 垂直焦线处<br>的物像 | 最小弥散圆处<br>的物像 | 水平焦线处<br>的物像 |

图 3-7 有限尺寸和形状物体的成像

## 五、Maddox 杆

Maddox 杆由一系列的玻璃或树脂柱杆构成，用于测量隐性斜视，见图 3-8。

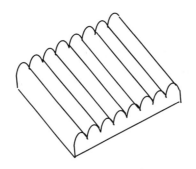

图 3-8 Maddox 杆

组成 Maddox 杆的单一玻璃杆相当于一个圆柱面透镜。如果单一玻璃柱轴为垂直方向，平行于柱轴的光线将不被折射，而垂直于柱轴的光线将发生折射，形成一条垂直的焦线。单一 Maddox 杆的成像见图 3-9。

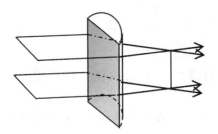

图 3-9 单一 Maddox 杆的成像

一般认为圆柱面透镜仅形成一条焦线，实际上圆柱面透镜形成两条焦线：一条平行于光轴，位于与圆柱面透镜一定距离的位置；另一条平行于屈光力子午线的焦线位于无穷远。位于无穷远的焦线通过一个会聚光学系统后，将在其焦点处形成一个点，而在会聚光学系统形成的焦线将被会聚光学系统发散，从而整个光束通过会聚光学系统形成一条与圆柱面透镜光轴垂直的焦线，见图 3—10。眼睛的屈光系统正如这样一个会聚光学系统，当眼睛通过 Maddox 杆观察一远处点光源时，将在视网膜上形成一条与 Maddox 杆柱轴垂直的焦线。

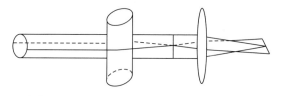

图 3—10　平行光束通过 Maddox 杆和会聚光学系统后形成与柱轴垂直的焦线

# 第三节　圆柱面透镜的视觉像移

## 一、视觉像移

由于轴向子午线方向的屈光力为 0，所以圆柱面透镜轴向子午线方向无视觉像移。沿屈光力子午线方向将产生视觉像移。正圆柱面透镜，视觉像移与透镜移动方向相反；负圆柱面透镜，视觉像移与透镜移动方向相同。

## 二、旋转试验

将一个圆柱面透镜置于眼前，观看"十"字线视标。将圆柱面透镜旋转，通过透镜将看到"十"字线也随着旋转。先使正圆柱面透镜的轴线与"十"字线的竖线平行，然后慢慢顺时针转动，"十"字线的垂直线则会逆时针方向转动，而"十"字线的水平线则顺时针转动。将负圆柱面透镜与"十"字线的垂直线平行，再缓慢顺时针转动，则"十"字线的垂直线也将顺时针转动，"十"字线的水平线则逆时针转动。通过圆柱面透镜观察到"十"字线的水平线和垂直线在随着圆柱面透镜的旋转进行"张开"然后"合拢"的移动，这种现象称为"剪刀运动"（图 3—11）。产生该现象的原因是圆柱面透镜各子午线方向的屈光力不同。

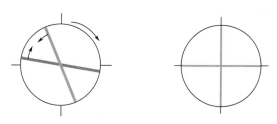

图 3—11　圆柱面透镜的"剪刀运动"

旋转试验的应用：

1. 观察是否产生"剪刀运动"可鉴定一个未知的透镜是球面透镜还是圆柱面透镜。

2. 确定两条主子午线。当旋转透镜至一定角度时，通过透镜所见的"十"字与直接观察的"十"字的两条线互相平行，其正对并平行的透镜的子午线即为主子午线。

3. 确定轴向子午线。结合视觉像移和旋转试验可确定圆柱面透镜的轴向子午线。

## 三、光学"十"字

为了直观表示圆柱面透镜和球柱面透镜不同子午线的不同屈光力，常采用光学"十"字（optical cross）记录法。

绘出一个正"十"字线图，垂直线和水平线分别表示圆柱面透镜或球柱面透镜的垂直子午线和水平子午线。圆柱面透镜轴向上屈光力为 0，另一个方向上屈光力最大，为柱镜度。如果是球柱面透镜，则在垂直与水平线端分别注明其屈光度，这种"十"字线图即为光学"十"字（图 3-12）。该光学"十"字表示一个圆柱面透镜两条主子午线分别在水平和垂直方向。垂直方向屈光力为 0，是轴位方向。水平方向屈光力最大，如图 3-12 中 +3.00D 为该圆柱面透镜的屈光度。

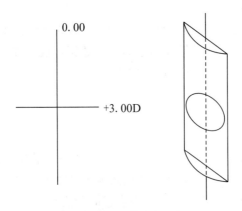

图 3-12　光学"十"字

## 四、圆柱面透镜和球柱面透镜的屈光度和表示法

在实际工作中，用光学"十"字表示比较不便，一般采用表达式的形式来分别表示柱镜度和轴位方向。国际上普遍采用标准标记法，也称 TABO 标记法（Technischer Ausschuss Fur Brillen Optik）。该标记法是德国光学学会建议使用的，我国目前也采用此方法。标准标记法中规定：由水平方向起，从被检者的左侧向右侧逆时针旋转为 0°~180°（图 3-13）。在此规定下，垂直子午线称为 90° 子午线，水平子午线称为 180° 子午线。度数符号可以省略，这样是为了避免将 10° 误认为 100。

大部分的散光眼中，两条主子午线是互相垂直的。如果已知一子午线的轴向，另一子午线轴向可由已知轴向 ±90° 得到。由于标准标记法中规定散光轴是 0°~180°，所以如果相加大于180°，应采用减90°而得到。

这与我们常说的已知轴向大于90°减90°，小于90°加90°相同。如果轴向在水平方向上，记录为180°而不是0°。

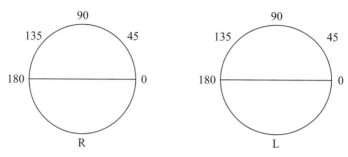

图 3-13　散光轴位标准标记方法

DS表示球面屈光度，DC表示柱面屈光度。记录柱面屈光度时，必须同时注明轴的方向。例如，一个屈光度为+3.00D，轴的方向在垂直方向的圆柱面透镜可表示为+3.00DC×90。

同样，前述球柱面透镜为两个不同屈光度的圆柱面透镜或一个球面透镜加一个圆柱面透镜联合而成，所以球柱面透镜可表示为一个圆柱面透镜加另一个圆柱面透镜，如+1.00DC×90/+2.00DC×180，或表示为一个球面透镜加一个圆柱面透镜，如+1.00DS/+1.00DC×180。

# 第四节　正交圆柱面透镜的叠加效果

如果两个圆柱面透镜以其中一条主子午线互相平行或垂直组合，称为正交圆柱面透镜。

## 一、正交圆柱面透镜的组合方式

1. 两个圆柱面透镜叠加，两圆柱面透镜的轴互相平行，则其效果等于一个圆柱面透镜，其屈光度为两个圆柱面透镜屈光度之代数和。

例如：+3.00DC×90/+1.00DC×90=+4.00DC×90。

式中，"/"表示镜片联合，用光学"十"字表示，见图3-14。

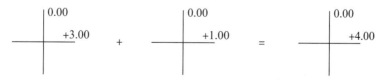

图 3-14　两个圆柱面透镜的平行联合

2. 两屈光度相同、符号相反的圆柱面透镜叠加在一起，两轴平行，则屈光度为0，即相互中和，见图3-15。

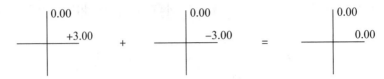

图3-15　两个圆柱面透镜的中和

例如：+3.00DC×90/-3.00DC×90=0.00。

3. 两个相同屈光度的圆柱面柱透镜叠加，轴互相垂直，其效果等于一个球面透镜，此球面透镜的屈光度等于圆柱面透镜的屈光度。如图3-16所示，在水平方向和垂直方向的屈光度均为+3.00D，那么在其他子午线的屈光度是否也为+3.00D，我们将在后述的章节进行讨论。

例如：+3.00DC×90/+3.00DC×180=+3.00DS。

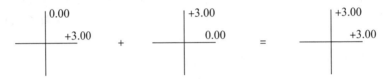

图3-16　两个圆柱面透镜的垂直联合

4. 任何一单独圆柱面透镜可由与它相同屈光度的球面透镜与一个屈光度相同、符号相反、轴向垂直的圆柱面透镜结合而替代（图3-17）。

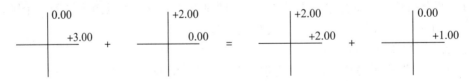

图3-17　圆柱面透镜的替代

例如：+3.00DC×90=+3.00DS/-3.00DC×180。

5. 屈光度不同的两个圆柱面透镜叠加，并且它们的轴互成直角，则可由一球面透镜加一个圆柱面透镜替代（图3-18）。

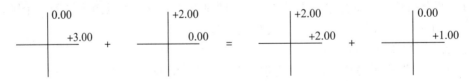

图3-18　任意圆柱面透镜的正交组合

例如：+3.00DC×90/+2.00DC×180=+2.00DS/+1.00DC×90。

## 二、正交圆柱面透镜的形式转换

透镜由一种形式转换为另一种形式的过程称作形式转换（transposition）。正交圆柱面透镜的形式转换如下。

两个屈光度分别为 $X$、$Y$ 的圆柱面透镜组成一个正交圆柱面透镜，可以转换为一个球面透镜加一个圆柱面透镜的形式。有两种转换方式，即：

1. 以屈光度 $Y$ 为球面时，则柱面屈光度为（$X-Y$），其轴与 $X$ 的轴平行。
2. 以屈光度 $X$ 为球面时，则柱面屈光度为（$Y-X$），其轴与 $Y$ 的轴平行。

例如，$+2.00DC\times180/-1.00DC\times90$ 的正交圆柱面透镜变为球柱面透镜后可写为：

以屈光度 $+2.00D$ 为球面，则柱面屈光力为（$-1.00$）$-$（$+2.00$）$=-3.00D$，可记录为：$+2.00DS/-3.00DC\times90$。

以屈光度 $-1.00D$ 为球面，则柱面屈光力为（$+2.00$）$-$（$-1.00$）$=+3.00D$，可记录为：$-1.00DS/+3.00DC\times180$。

# 第五节　球柱面透镜的性质

球柱面透镜是最常见的矫正屈光不正的透镜，可由两个不同度数的正交圆柱面透镜形成一个球柱面透镜。

## 一、球柱面透镜的表示方式

球柱面透镜可用三种不同方式记录。
1. 正交圆柱面透镜形式：$-2.25DC\times180/-4.75DC\times90$。
2. 负球柱面透镜形式：$-2.25DS/-2.50DC\times90$。
3. 正球柱面透镜形式：$+4.25DS/+2.50DC\times180$。

## 二、球柱面透镜的形式转换

球柱面透镜由一种形式转换为另一种形式的过程称作形式转换（transposition）。球柱面透镜的形式转换如下。

（一）球柱面透镜转换为正交圆柱面透镜

使用下列步骤可将球柱面透镜转换为正交圆柱面透镜。
1. 第一正交圆柱面透镜：用球柱面透镜的球面部分，其轴向与柱镜轴向垂直。
2. 第二正交圆柱面透镜：球柱面透镜中球面与柱面的代数和，其轴向与柱镜轴向相同。

例如：将 $+3.00DS/+1.00DC\times90$ 的球柱面透镜转换为正交圆柱面透镜。

第一正交圆柱面透镜使用球面屈光度 $+3.00D$，轴与球柱面透镜中的柱镜的轴垂直，即180；第二正交圆柱面透镜的屈光度为球柱面透镜的球面屈光力加上柱镜屈光度，即（$+3.00D$）$+$（$+1.00D$）$=+4.00D$，其轴向与球柱面透镜中柱镜的轴向相同，即90，则：$+3.00DS/+1.00DC\times90=+3.00DC\times180/+4.00DC\times90$。

23

（二）球柱面透镜之间的转换

使用下列步骤可将球柱面透镜进行转换。

1. 新球面为原来球面与柱面的代数和。

2. 新柱面为原来的柱面，但符号相反。

3. 新的轴向与原来的轴向垂直。

使用七字口诀可方便记忆，即：代数和、变号、转轴。

例如：将 $+2.00\text{DS}/+2.00\text{DC}\times90$ 转化为另一种形式，即 $+4.00\text{DS}/-2.00\text{DC}\times180$。

使用光学"十"字，可以更为直观地进行球柱面透镜不同形式的转换，避免错误。球柱面透镜不同形式的转换见图 3-19。

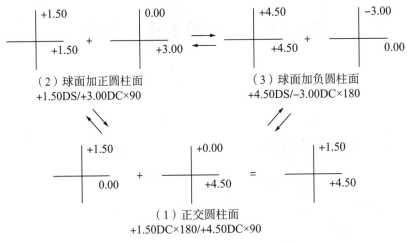

图 3-19　球柱面透镜不同形式的转换

# 第六节　斜交圆柱面透镜

前面我们讨论的都是主子午线的屈光度，现在我们将讨论非主子午线的屈光度。

## 一、斜交圆柱面透镜的屈光度

如图 3-20 所示，一正圆柱面透镜的水平方向 $HH'$ 为屈光力子午线，轴的方向 $XX'$ 在垂直方向。在与柱轴成 $\alpha$ 角方向为 $OO'$，其曲率半径 $r_{OO'}$ 或 $r_a$ 为椭圆。假定 $OO'$ 曲线在 $P$ 附近的一小段曲率半径也为圆形（曲率半径为 $r_a$）。可将弧 $HH'$ 和 $OO'$ 同时视为圆弧，具有共同矢高（$s$）。

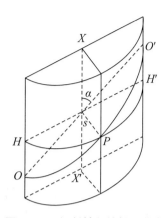

图 3-20 倾斜轴向的柱面曲率

应用矢高公式:

$$s = \frac{y^2}{2r}$$

式中,$y$ 为矢高所对的弦长,$r$ 为曲率半径。在图 3-20 中:

$$s = \frac{HP^2}{2r} = \frac{OP^2}{2r_\alpha}$$

$$r_\alpha = \frac{rOP^2}{HP^2}$$

以曲率 $R$(为曲率半径的倒数)替代,可得公式:

$$R_\alpha = R\frac{HP^2}{OP^2}$$

从图 3-20 中的几何关系可得到:

$$\frac{HP^2}{OP^2} = \sin^2\alpha$$

所以:

$$R_\alpha = R\sin^2\alpha$$
$$F = (n-1)R$$
$$F_\alpha = F\sin^2\alpha$$

例如:求+6.00DC×90 在离轴 60°方向的屈光度。

$$F_{60} = +6.00 \times \sin^2 60° = +4.50D$$

+8.00DC×180 的柱镜各子午线屈光度见图 3-21。

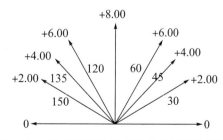

图 3-21 +8.00DC×180 的柱镜各子午线屈光度

25

如果用和为 $+8.00D$ 的两个柱面正交，$F_{\alpha}=F\sin^{2}\alpha$，$F_{\alpha+90°}=F\sin^{2}(\alpha+90°)=F\cos^{2}\alpha$，$F_{\alpha}+F_{\alpha+90°}=F\sin^{2}\alpha+F\cos^{2}\alpha=F(\sin^{2}\alpha+\cos^{2}\alpha)=F$。

任何两正交轴向的屈光度相加均等于 $+8.00D$。

## 二、两斜交圆柱面透镜的效果

如果两个轴向不相同也不垂直的圆柱面透镜组合，称为圆柱面透镜的斜交。两圆柱面透镜斜交后的光学效果也相当于一个球面透镜加一个圆柱面透镜。与正交圆柱面透镜相同，以任何角度相交的两圆柱面透镜（斜交圆柱面透镜）也可用一球面加一新的圆柱面来代替。如图 3－22 所示，屈光度分别为 $F_1$ 和 $F_2$ 的两个柱轴互成 $\alpha$ 角，其在 $F_1$ 柱轴方向，屈光度为 0，与之垂直的方向的屈光度为 $F_1$；在 $F_2$ 柱轴方向，屈光度为 0，与之垂直的方向的屈光度为 $F_2$。所以在两柱轴之间的屈光度最小，其与 $F_1$ 的柱轴成 $\theta$ 角。与之相垂直的方向，即两柱面屈光力子午线之间的屈光度最大。以一球面加新圆柱面表示，最小屈光度方向 $\theta$ 角与此组合的球面成分 $S$ 对应，最大屈光度方向（$90°+\theta$）则是球面与新圆柱面之和，对应 $S+C$。

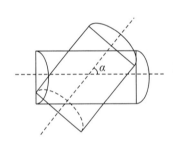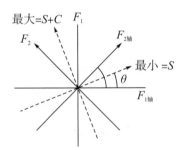

图 3－22　斜交圆柱面透镜

由斜向柱面屈光度的公式算出最大与最小屈光度之和应等于原柱面之和：$(S+C)+S=F_1+F_2$ 或 $2S+C=F_1+F_2$。

$S$ 屈光力的所在方向与 $F_1$ 轴成 $\theta$ 角，与 $F_2$ 轴成（$\alpha-\theta$）角，故 $\theta$ 轴向（$\theta$ 轴为斜交后新球柱面透镜的轴的方向）可将 $F_1$ 和 $F_2$ 在此轴向分解得出：

$$S=F_1\sin^{2}\theta+F_2\sin^{2}(\alpha-\theta)$$

与 $\theta$ 轴向成直角方向的屈光度：将 $F_1$ 和 $F_2$ 沿（$90°+\theta$）轴向的分解成分相加，即 $S+C=F_1\cos^{2}\theta+F_2\cos^{2}(\alpha-\theta)$。

新球柱面透镜中的柱面成分 $C$ 为两个方向的屈光度之差，即（$S+C$）$-S$，或 $F_1\cos^{2}\theta+F_2\cos^{2}(\alpha-\theta)-F_1\sin^{2}\theta-F_2\sin^{2}(\alpha-\theta)$，所以得出 $C=F_1\cos2\theta+F_2\cos2(\alpha-\theta)$。

合成的球柱面透镜轴向为屈光度最小子午线。在 $\theta$ 轴向，$C=0$，在（$90°+\theta$）轴向，$C$ 为最大。$C=F_1\cos2\theta+F_2\cos2\alpha\cos2\theta+F_2\sin2\alpha\sin2\theta$ 对 $\theta$ 微分得：

$$\frac{\mathrm{d}C}{\mathrm{d}\theta}=-2F_1\sin2\theta-2F_2\cos2\alpha\sin2\theta+2F_2\sin2\alpha\cos2\theta$$

$$F_1\sin2\theta + F_2\cos2\alpha\sin2\theta = F_2\sin2\alpha\cos2\theta$$

所以斜交圆柱面透镜合成的球柱面透镜的球面、柱面屈光度和轴向为：

$$\tan2\theta = \frac{F_2\sin2\alpha}{F_1 + F_2\cos2\alpha}$$

$$S = F_1\sin^2\theta + F_2\sin^2(\alpha - \theta)$$

$$C = F_1 + F_2 - 2S$$

式中，先将原柱面 $F_1$ 和 $F_2$ 变为正号，在此转换中所得的球面加于最后解出的球面。$\alpha$ 从 $F_1$ 柱轴量起。以两柱面轴向的数值较小者选定为 $F_1$。

现将斜交圆柱面透镜转换的步骤叙述如下：

1. 如两斜交圆柱面透镜中有负柱面透镜，先将负柱面透镜转换为正柱面透镜。

2. 以柱轴值较小者为 $F_1$。

3. 以 $F_2$ 轴向减去 $F_1$ 可得 $\alpha$。

4. 由公式求出 $\theta$、球柱镜的球面 $S$ 和柱面 $C$。

5. 将 $\theta$ 加于 $F_1$ 的轴向，得到 $C$ 的轴向。

6. 将第一步所得任何球面加上 $S$，得出最后的总球面。

例题 3-3：求相交两圆柱面透镜 $-3.00DC\times10 / +2.00DC\times70$ 的等效球柱面透镜。

解：先将负柱面透镜进行转换

$-3.00DC\times10 = -3.00DS/ +3.00DC\times100$

$F_1 = 2$

$F_2 = 3$

$\alpha = 30°$

$$\tan2\theta = \frac{3\sin(2\times30°)}{2 + 3\cos(2\times30°)} = \frac{2.598}{3.5} = 0.742$$

$\theta = 18°$

$S = 2\sin^2 18° + 3\sin^2(30° - 18°) = 0.19 + 0.62 = 0.81D$

$C = F_1 + F_2 - 2S = 2 + 3 - 2\times0.81 = 3.38D$

总球面为：$S = -3.00D + 0.81D = -2.19D$

答：合成后球柱镜为 $-2.19DS/ +3.38DC\times88$ 或 $+1.19DS/ -3.38DC\times178$。

## 三、斜交圆柱面透镜的 Stokes 作图法

斜交圆柱面透镜的 Stokes 作图法原理可用图 3-23 表示，公式 $\tan2\theta = \frac{F_2\sin2\alpha}{F_1 + F_2\cos2\alpha}$ 可用图 3-23 中的几何关系表示。

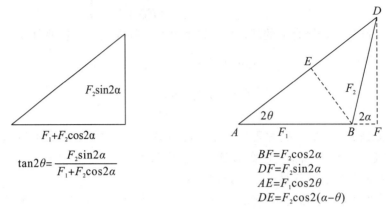

图 3-23  Stokes 作图法原理

（一）Stokes 作图法的步骤

1. 按比例作一直线 $AB$ 代表 $F_1$，作另一直线 $BD$ 代表 $F_2$，同时使 $BD$ 与 $AB$ 延长线的夹角为两斜交柱镜交角的两倍，即 $2\alpha$。

2. 连接 $AD$ 形成 $\triangle ABD$，三角形中 $AB$ 与 $AD$ 夹角为 $2\theta$。

3. 自 $B$ 作垂线 $BE$ 至 $AD$。由 $\angle ABE$ 和 $\angle BED$，得出 $AE = F_1\cos2\theta$。

4. $\angle EBD = 2\alpha - 2\theta = 2(\alpha - \theta)$，$DE = F_2\cos2(\alpha - \theta)$，所以 $AD = F_1\cos2\theta + F_2\cos2(\alpha - \theta)$，即为等效球柱面透镜的柱面成分 $C$。

5. 将 $\angle DAB$ 等分即得 $\theta$。

6. 由 $AD$ 的长度即得 $C$。

7. 求得 $\theta$ 和 $C$。

8. 可得球面成分 $S$ 如下：

$$S = \frac{F_1 + F_2 - C}{2}$$

（二）Stokes 坐标作图法

1. 如有必要，先将两圆柱面透镜转换为正圆柱面透镜。

2. 以轴向较小者为 $F_1$（若一柱轴为 180°，可视为 0°）。

3. 作原点，按比例沿轴向作 $F_1$（如 1cm 代表 1）。

4. 将 $F_1$ 的方向定为新的 0°，按比例作 $F_2$，令 $F_2$ 与 $F_1$ 夹角等于 2（$F_2$ 轴 $-F_1$ 轴）。

5. 将 $F_2$ 另一端与原点相连，连线长度即为柱面成分 $C$，因 $F_1$ 和 $F_2$ 均为正，故 $C$ 恒为正。

6. 二等分 $F_1$ 与 $C$ 的夹角即为 $\theta$，等分线至 180°夹角代表标准标记法的最后柱轴方向。

7. 用公式求新球面成分。

8. 将第一步所得球面加此步所得 $S$（注意：$S$ 恒为正）。

Stokes 坐标作图法见图 3-24。

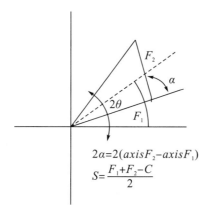

$$2\alpha = 2(axisF_2 - axisF_1)$$

$$S = \frac{F_1 + F_2 - C}{2}$$

图 3−24　Stokes 坐标作图法

例题 3−4：以 Stokes 作图法求两圆柱面透镜 −3.00DC×10/+2.00DC×60 的等效球柱面透镜。

解：如图 3−25 所示。

1. 先将 −3.00DC×10 转化为 −3.00DS/+3.00DC×100，则：$F_1 = 2$，$F_2 = 3$，$\alpha = 40°$。

2. 过原点沿 $F_1$ 的轴向 60° 取 2cm，将 $F_1$ 的方向定为新的 0°，按比例作 $F_2$，$F_2$ 取 3cm，$F_1$ 与 $F_2$ 的夹角为 80°。

3. 将 $F_2$ 的另一端与原点相连，连线长度即为柱镜度。量得 $C = 3.9$，$2\theta = 49.5°$，$\theta = 24.75°$，新柱轴 $= \theta + F_1$ 的轴 $= 84.75°$，则 $S = \dfrac{F_1 + F_2 - C}{2} = \dfrac{2 + 3 - 3.9}{2} = 0.55$。

最后的总球面：$S = 0.55 + (−3) = −2.45$。

答：合成后新的球柱面透镜为 −2.45DS/+3.90DC×84.75。

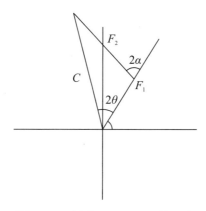

图 3−25　例题 3−4 Stokes 作图法

# 第七节　交叉圆柱面透镜

交叉圆柱面透镜，即交叉圆柱镜，是由两个屈光度相同、符号相反且轴位垂直的圆柱面透镜组合而成。在主觉验光中，我们常常使用交叉圆柱镜来精确散光的轴位和度数。常用的交叉圆柱镜有±0.25D和±0.50D两种。其两条主子午线上分别标有黑线和红线。红线表示负柱镜的轴向，黑线表示正柱镜的轴向。正负轴的中间位置屈光度为0，共有两个方向且互相垂直，称为中间轴。在其中一个中间轴处安置一个手柄，手柄处的中间轴称为翻转轴。使用时转动手柄180°可以使交叉圆柱镜从一面翻转到另一面，此时正负轴位正好互换。手持式交叉圆柱镜见图3-26。

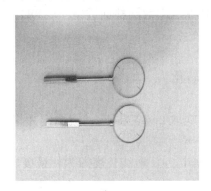

图3-26　手持式交叉圆柱镜

如果取90子午线方向屈光力为+0.50D，180子午线方向屈光力为-0.50D，则光学"十"字如图3-27所示。

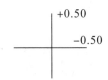

图3-27　交叉圆柱镜光学"十"字

该交叉圆柱镜也可以用以下三种方式来表示。

1. 正交圆柱面透镜：-0.50DC×90/+0.50DC×180。
2. 球面透镜+正圆柱面透镜：-0.50DS/+1.00DC×180。
3. 球面透镜+负圆柱面透镜：+0.50DS/-1.00DC×90。

交叉圆柱镜的使用原理：当眼前放置交叉圆柱镜后，平行光线通过交叉圆柱镜和人眼的光学系统后形成Sturm光锥（史氏光锥），前后焦线分别位于视网膜前后，最小弥散圆在视网膜上，交叉圆柱镜翻转以后，最小弥散圆仍然在视网膜上，只是前后焦线的位置交换，但两焦线之间的间距不变。平行光线通过规则散光眼后，形成Sturm光锥，当最小弥散圆在视网膜上时，如果在眼前放置交叉圆柱镜会出现两种情况：

一是散光轴和交叉圆柱镜的中间轴重合，交叉圆柱镜翻转后，Sturm 光锥的变化和正视眼眼前放置交叉圆柱镜一样，视物的清晰度无变化。

二是散光轴和交叉圆柱镜的中间轴不重合，交叉圆柱镜翻转后，前后焦线的位置、间距均有变化，最小弥散圆仍然在视网膜上，但大小发生改变，所以视物的清晰度发生改变。

根据以上内容可以看出，交叉圆柱镜可以用于检查眼有没有散光，或检查散光是否完全矫正。

## 主要参考文献

[1] 瞿佳，陈浩. 眼镜学 [M]. 3 版. 北京：人民卫生出版社，2017.
[2] 瞿佳. 眼镜学 [M]. 2 版. 北京：人民卫生出版社，2011.
[3] 朱世忠. 眼镜光学技术 [M]. 北京：人民卫生出版社，2012.

（熊玲　刘陇黔）

## 【课后练习题】

1. 将下列处方转换成其他两种形式：
(1) +4.00DC×90/+3.00DC×180。
(2) +4.00DS/+0.50DC×180。
(3) −5.00DS/+1.00DC×90。
(4) −4.00DC×90/+2.00DC×180。

2. 某球柱面透镜水平方向子午线屈光力为+4.00D，垂直方向子午线屈光力为+5.00D，请写出该透镜的三种处方形式。

3. 交叉圆柱镜在验光中的作用和使用方法是什么？

4. 如何使用目视法分辨球面透镜和圆柱面透镜？

5. 用计算法和 Stokes 作图法求相交两圆柱面透镜+1.00 DC×30/−4.00DC×60 的等效球柱面透镜。

# 第四章  环曲面透镜

## 第一节  曲  率

面的曲率（curvature）定义为一个面沿着单位长度的弧所转的角度，表明曲线偏离直线的程度。曲率是弯曲面形式的计量表达方式。曲率越大，表示曲线的弯曲程度越大。

如图 4-1 所示球面轨迹中，$O$ 为圆心，$r$ 为半径。$A$ 点的切线方向为 $AB$，当 $A$ 点沿着球面轨迹移至 $A'$，切线转到了新方向 $A'B'$，切线所转动的角与球面轨迹半径所转的角大小相等。如果转动的角度为 $\theta$，曲率可表示为：

$$曲率 = \frac{\theta}{弧 AA'}$$

$\theta$ 以弧度为单位时，可表示为：

$$\theta（弧度）= \frac{弧 AA'}{r}$$

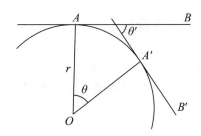

图 4-1  曲率的表示

球面的曲率等于该球面半径的倒数，以 $R$ 表示球面的曲率，曲率可表示为：

$$R = \frac{1}{r}$$

当 $r$ 以米为单位，通常以 $m^{-1}$ 表示曲率的单位。也有以屈光度来表示曲率单位的，但易与面屈光度等发生混淆。

曲率的概念可简化计算。在任何含有 $r$ 的公式中，都可以以它的倒数（即曲率）来代替，所以透镜的两个面的屈光度可变为：

$$F_1 = (n'-1) R_1$$

$$F_2 = (1-n')\ R_2$$

造镜者公式（lensmaker's equation）为该透镜前后两个面屈光度的代数和，可写成：

$$F = (n'-1)\ (R_1-R_2)$$

眼镜的玻璃折射率均为 1.5 左右，又因 $F=(n'-1)\ R$，故它的面曲率约为 $F_1/0.5$ 或 $-F_2/0.5$。曲率约为屈光度的 2 倍。

# 第二节　环曲面的性质

## 一、面的旋转

大多数眼镜透镜的面都是旋转面（surface of revolution），即一定的面弧围绕在同一平面的轴旋转形成。

球面为一个圆或一段弧围绕它自身的圆心旋转而成，如图 4-2 所示。

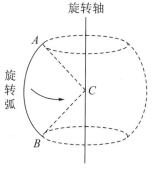

图 4-2　球面的产生

通过球面的任何截面都是圆。平面的曲率半径为无穷大，曲率为 0，可认为是球面的特例。柱面由一条直线围绕着与该直线平行的另一条直线旋转产生，它是最简单的旋转面。

一个圆或一段弧围绕同一平面的轴旋转，而该旋转轴不通过圆或弧的圆心，所得面为环曲面（toric surface），见图 4-3。

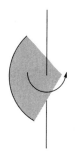

图 4-3　环曲面的产生

环曲面有两个主要的曲率半径，互相垂直，形成两个主要的曲线弧。曲率从一条最小主子午线到另一条最大主子午线连续变化。环曲面上曲率最低的圆弧称作基弧（base curve），基弧的曲率半径以 $r_b$ 表示。曲率最高的圆弧称作正交弧（cross curve），正交弧的曲率半径以 $r_c$ 表示。

球面可看作环曲面的特例，旋转轴通过旋转圆或弧的中心。环曲面也可看作被弯曲的柱面。包含环曲面的透镜称为环曲面透镜（toric lens）。柱面透镜或球柱面透镜被弯曲成环曲面透镜，以获得更好的透镜形式。

如果要转换球面透镜的形式，只要从透镜的一个面减去一定的屈光度，在另一个面上加上等量的屈光度，就可以保持透镜的屈光度不变。

## 二、环曲面的形式

由于圆弧的曲率和旋转半径不同，旋转出来的环曲面形式也不同。

1. 轮胎形环曲面（tyre-shape surface）：为常见的环曲面。旋转轴与圆弧的顶点分别在曲率中心 $C$ 的两边，即旋转圆或弧的曲率半径小于旋转半径。

2. 桶形环曲面（barrel-shape surface）：旋转轴在圆弧的顶点和其曲率中心之间，即旋转圆或弧的曲率半径大于旋转半径。

3. 绞盘形环曲面（capstan-shape surface）：又称为鞍形面（saddle surface）、混合面（mixed surface），其中一条主子午线为凹面，另一条主子午线则为凸面，即旋转轴和圆弧的曲率中心分别在顶点的两边。

三种类型中，轮胎形环曲面和桶形环曲面的外表面均为正面形式，对应的内表面为负面形式。绞盘形环曲面的外表面和内表面均为相反的形式，在眼镜透镜中最少使用。

环曲面的形式见图 4-4。

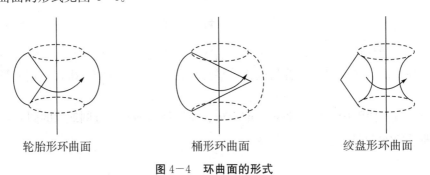

轮胎形环曲面　　　　　桶形环曲面　　　　　绞盘形环曲面

图 4-4　环曲面的形式

# 第三节　环曲面透镜的表示方法和片形转换

环曲面透镜的其中一个面是环曲面，同时又向后弯曲，也就是前面凸出，后面凹入。传统的环曲面透镜前表面为环曲面，后表面为球面。但由于后表面环曲面可减小不同子午线放大率的差异，现代的标准环曲面透镜均将环曲面磨制在透镜的后表面

（图 4-5）。对于环曲面透镜，球面的一面通常为前表面，称为球弧（spherical curve）；另一面为环曲面，通常为后表面，具有不同的曲率。

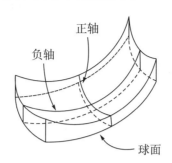

图 4-5 环曲面透镜前表面为球面，后表面为环曲面

对于柱面透镜，其基弧的屈光度为 0，正交弧即为柱面的屈光度。而对于环曲面透镜的屈光度，柱面的屈光度为基弧与正交弧之差，正交弧为柱面屈光度加上基弧屈光度。基弧所采用的屈光度基于减小像差，获得最佳像质，也即制成最佳镜片形式。

柱面透镜和环曲面透镜都可以达到同样的屈光力效果，但是环曲面透镜的成像质量比柱面透镜好。所以，目前的散光镜片基本上都使用环曲面透镜，以达到更好的视觉效果。

散光镜片又分为内散片（内环曲面镜片）和外散片（外环曲面镜片）。内环曲面镜片也称为凹环曲面镜片，是将环曲面制作在散光透镜的内表面，外表面为球面。外环曲面镜片也称为凸环曲面镜片，是将环曲面制作在散光透镜的外表面，内表面为球面。由于内环曲面镜片的外表面为球面，其外观比外环曲面镜片更美观，并且内环曲面镜片的成像质量比外环曲面镜片好。因此，内环曲面镜片的运用更加广泛。

## 一、环曲面透镜的面屈光度的记录方法

为了表示环曲面透镜形式，常采用一定的记录方法。通常把前表面屈光力写在横线上方，而把后表面屈光力写在横线下方：$\dfrac{前表面屈光力}{后表面屈光力}$。

环曲面的屈光力按照基弧在前、正交弧在后，内环曲面镜片的书写形式为：$\dfrac{球面屈光力}{基弧屈光力×轴向/正交弧屈光力×轴向}$。

例如：处方 +1.00DS/-2.00DC×180，如果基弧为 -5.00D，正交弧即为 -7.00D，即前表面为 +6.00D 的球弧，后表面基弧为 -5.00D，正交弧为 -7.00D。

可记录为以下形式：$\dfrac{+6.00DS}{-5.00DC×90/-7.00DC×180}$。

把球面分别加于基弧和正交弧，都可得到正交柱面形式处方。如上例中，球面分别加在基弧和正交弧后得 +1.00DC×90/-1.00DC×180，为原处方的正交柱镜形式。由此可以核对环曲面形式转换有无错误。镜片前表面弯曲产生的球面屈光度必须从后表面减去。如

果前表面为环曲面，基弧为+5.00D，可记录为：$\dfrac{+5.00\text{DC}\times90/+3.00\text{DC}\times180}{-4.00\text{DS}}$。

同样，可采用球面分别加在基弧和正交弧的方法得出+1.00DC×90/−1.00DC×180，证实环曲面形式转换无误。

## 二、环曲面透镜片形的转换

一般来说，眼镜的处方书写为球柱镜形式，而镜片加工需要书写成环曲面镜片形式。虽然两者的书写形式不同，但是光学效果是相等的，两种形式之间的转换称为环曲面透镜的片形转换。具体步骤如下。

（一）确定基弧后，将已知处方转换为环曲面处方

1. 改写处方：将处方改写为球柱镜形式，并确保处方中的柱面符号变换为与确定的基弧符号相同。

2. 确定基弧轴向：基弧轴向与柱镜轴向垂直。

3. 确定正交弧屈光力：将处方中的柱面屈光力加上基弧屈光力，其轴向与柱镜轴向相同。

4. 确定球弧屈光力：从处方的球面屈光力减去基弧屈光力，得到球弧屈光力。

5. 将球弧加于基弧和正交弧，以求出正交柱面处方形式，可核对转换是否正确。

所以，如果已知处方的球面屈光度为 DS，柱面屈光度为 DC，已知基弧 BC，则可分别应用以下公式求出正交弧 CC 和球弧 SC。

$BC$：轴向与 $DC$ 垂直。

$CC=BC+DC$，轴向与 $DC$ 相同，$SC=DS-BC$。

将环曲面形式还原为球柱面形式，则：$DS=BC+SC$，$DC=CC-BC$，轴向与正交弧轴向相同。

例如：眼镜处方为−2.00DS/−1.00DC×180，基弧为−5.00D。

处方中的柱面成分的符号与基弧相同，无需变换。基弧为−5.00DC×90（轴向与处方中柱面成分的轴向垂直），正交弧为（−1.00D）+（−5.00D）=−6.00DC×180，球弧为（−2.00D）−（−5.00D）=+3.00DS。即：

$$\dfrac{+3.00\text{DS}}{-5.00\text{DC}\times90/-6.00\text{DC}\times180}$$

（二）确定球弧屈光力，把处方转换为环曲面处方

1. 根据球弧符号确定基弧符号，将球柱面处方转换为另一球柱面形式，使其柱面符号与基弧相同。

2. 从处方中的球面部分减去球弧得到基弧屈光力，将基弧写成柱面，轴向与处方的柱面轴向垂直。

3. 将处方中的柱面与基弧相加获得正交弧，轴向与球柱面处方的轴向相同。$BC=DS-SC$，$CC=BC+DC$。求出正交柱面形式处方，以确认变换是否无误。

例如：眼镜处方为−2.00DS/−1.00DC×180，球弧为+5.00DS。

球弧为正号，基弧应为负号，处方中的柱面成分的符号与基弧相同，无需变换。基弧为（−2.00D）−（+5.00D）=−7.00DC×90（轴向与处方中柱面成分的轴向成直角），正交弧为（−1.00D）+（−7.00D）=−8.00DC×180。即：

$$\frac{+5.00DS}{-7.00DC×90/-8.00DC×180}$$

如果基弧小于处方柱面成分，镜片有两种环曲面形式：一种形式为正规的凸环曲面，另一种形式为绞盘形环曲面。

例如：处方+6.00DS/−5.00DC×180，如果基弧为−3.00D，可得两种环曲面形式，即：

$$\frac{+3.00DC×180/+8.00DC×90}{-2.00DS}$$

$$\frac{+9.00DS}{-3.00DC×90/-8.00DC×180}$$

前一种为正规的凸环曲面，后一种为绞盘形环曲面。

### 三、环曲面透镜面屈光度的新标记法

传统的环曲面透镜面屈光度标记法是把环曲面以正交柱面的形式来表示，过于复杂。为了方便起见，以 DB 表示基弧屈光度，将环曲面屈光度以球柱面的形式来表示，称为新标记法。

例如：处方−2.50DS/−1.00DC×180，球弧为−5.00D。如果使用传统标记法记录为：

$$\frac{+1.50DC×180/+2.50DC×90}{-5.00DS}$$

使用新标记法可记录为：

$$\frac{+1.50DB/+1.00DC×90}{-5.00DS}$$

## 第四节　等效球面屈光度

等效球面屈光度（spherical equivalent power）为圆柱面透镜或球柱面透镜的平均球面屈光度。对于球柱面透镜来说，等效球面屈光度为柱镜屈光度的一半与球面镜屈光度的代数和。例如：+3.00DS/−2.00DC×180，等效球面屈光度为+3.00DS+（−1.00DS）=+2.00DS。

实际上，球柱面透镜的等效球面屈光度可用最小弥散圆的屈光度值来表示。

等效球面屈光度在视光学临床中经常使用。综合比较不同透镜的屈光度时，如果透镜含有柱镜成分，只有通过等效球面屈光度进行比较。例如，比较下列两个镜片处方，哪个具有更大的正屈光度？

(1) +3.50DS/-1.00DC×180。

(2) +3.75DS/-1.50DC×180。

通过计算等效球面屈光度,可得:

(1) +3.50DS+(-0.50DS)=+3.00DS。

(2) +3.75DS+(-0.75DS)=+3.00DS。

两者具有相同的正等效球面屈光度。

在处方患者的散光时,由于某种原因,不给柱镜或仅给部分柱镜进行矫正,为了保证最小弥散圆在视网膜上,可应用等效球面屈光度进行处理。例如,患者验光结果为-5.00DS/-0.50DC×180,如果不给柱镜,处方为-5.25DS。又如初次验光发现患者有大量散光未矫正,为了使患者戴镜适应,仅处方部分柱镜。例如,验光结果为+3.00DS/-2.00DC×150,如果只给一半的柱镜,处方为+2.50DS/-1.00DC×150 或+1.50DS/+1.00DC×60。

验光时,用于调整散光的轴向和度数的交叉圆柱镜,其等效球面屈光度为0,所以,当交叉圆柱镜加在患者眼前时,并不影响原来的球面镜屈光度。

# 第五节　散光透镜的轴向

人眼的散光除了轴向为水平和垂直,还有斜向。斜向子午线轴的标记有许多方法,目前最常用的为标准标记法(standard notation),又称为 TABO 标记法。

标准标记法假定检查者与患者面对面而坐,患者的右眼在检查者的左边,患者的左眼在检查者的右边。

用角度表示时,左、右眼一致,自检查者的右手边开始为0,逆时针转动至检查者的左手边为180°;在水平轴下方,由0开始回到起点180°。水平子午线为180°,垂直子午线为90°。为了避免书写时°与0混淆,度数符号可以省略不写。各子午线以5°为级距,也有用2.5°或者1°的。

由于透镜的第二主子午线均与第一主子午线成直角。转变任何轴向的方法为原轴向加或减90°。例如10°可转化为100°,75°可转化为165°等。

标准标记法见图4-6。

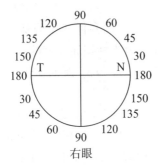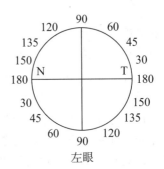

图4-6　标准标记法

# 第六节 配镜处方

## 一、配镜处方中的缩写

验光结果或配镜处方常采用许多缩写，最常用的缩写如下：

处方可缩写为 $R_x$ 或 $R_P$。

右眼缩写为 OD 或 RE，R。

左眼缩写为 OS 或 LE，L。

若左、右眼的处方相同，则可缩写为 OU 或 R 和 L，BE。

球面透镜缩写为 DS，柱面透镜缩写为 DC。

远用缩写为 DV，近用缩写为 NV。

## 二、配镜处方的形式

### （一）直接书写式

首先书写球面屈光度，然后书写柱面透镜的屈光度和轴向。

球面透镜处方：OD−3.00/，OS−2.75/。

柱面透镜处方：OS/−0.50×60，OD/−1.25×150。

球柱面透镜处方：OU+2.00/+0.50×90。

如果患者需要同时配远用（distance vison，DV）和近用（near vision，NV）眼镜，先写 DV 处方，后写 NV 处方。

完整的处方还应书写瞳距和后顶点距离。

## （二）表格式

表格式配镜处方举例见表 4-1。

表 4-1 表格式配镜处方举例

四川大学华西医院验光申请单

姓名　　　性别　男/女　年龄　　　验光日期：　　年　　月　　日

检影结果：

（检影距离　　　1米）

　　　　　　右眼　　　　　左眼

验光结果：

|  | 眼别 | 球镜 | 柱镜 | 轴向 | 三棱镜 | 底朝向 | 散瞳视力 | 矫正视力 |
|---|---|---|---|---|---|---|---|---|
| 视远 | 右眼 |  |  |  |  |  |  |  |
|  | 左眼 |  |  |  |  |  |  |  |
| 视近 | 右眼 |  |  |  |  |  |  |  |
|  | 左眼 |  |  |  |  |  |  |  |

配镜处方：

|  | 眼别 | 球镜 | 柱镜 | 轴向 | 三棱镜 | 底朝向 | 矫正视力 | |
|---|---|---|---|---|---|---|---|---|
| 视远 | 右眼 |  |  |  |  |  |  | |
|  | 左眼 |  |  |  |  |  |  | |
| 视近 | 右眼 |  |  |  |  |  |  | |
|  | 左眼 |  |  |  |  |  |  | |
| 瞳距 | 右眼　　mm | | 双眼　　mm | | | 顶点距离　　mm | | |
|  | 左眼　　mm | | | | | | | |

注：1. 此验光结果仅反映检查眼当时情况，配镜处方半年或一年内有效。

　　2. 本单请妥善保存，复诊必带。

视光师：＿＿＿＿＿＿

## 主要参考文献

[1] 高雅萍. 眼镜材料技术 [M]. 北京：高等教育出版社，2015.

[2] 闵国光. 眼镜定配工 [M]. 北京：中国劳动社会保障出版社，2017.

[3] 瞿佳，陈浩. 眼镜学 [M]. 3 版. 北京：人民卫生出版社，2017.

（伍叶　刘陇黔）

## 【课后练习题】

1. 如果规定基弧为＋6.00D 和－6.00D，球弧为＋6.00D 和－6.00D，分别写出下列处方的四种环曲面形式：

（1）+2.00DS/+1.00DC×90。

（2）-2.00DS/-1.00DC×180。

（3）+2.00DS/+5.00DC×90。

（4）+1.00DS/-4.00DC×90。

2. 比较下列两个镜片处方，哪一个具有更大的负屈光度？

（1）-3.00DS/-0.50DC×180。

（2）-2.50DS/-2.50DC×180。

# 第五章  镜片厚度与镜片测度

镜片的厚度与重量成正比，对于戴镜者来说，镜片当然越轻越好。同等材料，镜片越薄，重量越轻，但同时也需要考虑镜片的强度。通常情况下，镜片的光心厚度必须满足一定的检验标准。已知正透镜的光心比边缘厚，负透镜的光心比边缘薄。要达到控制镜片厚度、减轻镜片重量的目的，需要控制边缘厚度。通过镜片光心厚度，可求出镜片边缘厚度。

镜片厚度的测量可采用以下方法：

1. 绘图测量：通过已知镜片前后表面的曲率以及镜片的直径，绘制剖面图，可测量出镜片的厚度。该方法操作方便，但准确率不高，本章不做详细介绍。

2. 计算法：通过公式计算。

3. 镜片卡钳或镜片测度表测量：使用专门的镜片卡钳或镜片测度表直接测量。

## 第一节  计算法

### 一、矢高公式

镜片表面可分为球面、环曲面和非球面。非球面子午线为椭圆弧，镜片的厚度计算比较复杂，在此仅介绍球面和环曲面镜片的厚度计算方法。对于球面和环曲面镜片来说，镜片的（主）子午线为圆弧，所以镜片的厚度可通过计算它的矢高（sag）而得到。

如图 5-1 所示，$MN$ 的长度相当于镜片的直径，半径 $ON$ 为 $y$，$TO$ 为圆弧 $MTN$ 的矢高 $s$，圆弧的曲率半径（$TC$ 和 $NC$）为 $r$，根据图中的几何关系，在 $\angle ONC$ 中应用勾股定律，其中 $OC = TC - TO = r - s$，可得：

$$y^2 + (r-s)^2 = r^2$$

由此可推导出矢高公式：

$$s = r - \sqrt{r^2 - y^2}$$

公式显示矢高 $s$ 与曲率半径 $r$ 和透镜的直径 $2y$ 有关。

如已知圆弧曲面的屈光度，$r$ 可由下式进行计算（式中，镜片折射率为 $n$，空气折射率为 1，$F$ 表示屈光度）：

$$r = \frac{n-1}{F}$$

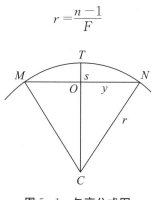

图 5-1　矢高公式图

## 二、镜片厚度的计算

对于任何圆形球面透镜的厚度，都可先求出两个面的矢高，联合透镜的最小厚度，即可求出镜片的真实厚度。

对于正透镜，最小厚度在透镜的边缘；对于负透镜，最小厚度在透镜的光心。透镜光心厚度以 $t$ 表示，边缘厚度以 $e$ 表示。不同镜片厚度求解示意图见图 5-2。不同类型的球镜可用下面的公式进行计算。

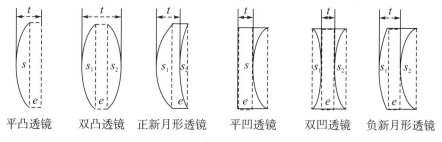

平凸透镜　　双凸透镜　　正新月形透镜　　平凹透镜　　双凹透镜　　负新月形透镜

图 5-2　不同镜片厚度求解示意图

### （一）正透镜的厚度

1. 平凸透镜：镜片的一面为平面，只需求出另一面的矢高（$s$），即可求出已知边缘厚度（$e$）镜片的光心厚度（$t$），或已知光心厚度镜片的边缘厚度。

$$t = s + e$$

$$e = t - s$$

2. 双凸透镜：分别求出两个面的矢高（$s_1$ 和 $s_2$）。两个面的矢高与边缘厚度（$e$）的和即为光心厚度（$t$）。

$$t = s_1 + s_2 + e$$

$$e = t - (s_1 + s_2)$$

3. 正新月形透镜：分别求出两个矢高，前表面矢高（$s_1$）与边缘厚度（$e$）的和减去后表面矢高（$s_2$），即为光心厚度（$t$）。

$$t = s_1 - s_2 + e$$
$$e = t - (s_1 - s_2)$$

### （二）负透镜的厚度

1. 平凹透镜：

$$e = s + t$$
$$t = e - s$$

2. 双凹透镜：

$$e = s_1 + s_2 + t$$
$$t = e - (s_1 + s_2)$$

3. 负新月形透镜：

$$t = e - (s_2 - s_1)$$
$$e = t - (s_1 - s_2)$$

例题 5-1：一平凸透镜（$n=1.49$）凸面屈光度为 +8.00DS，直径为 50mm，边缘厚度为 1mm，求该透镜的光心厚度。

求出球面的曲率半径：

$$r = \frac{1000\ (n-1)}{F} = \frac{490}{8} = 61.25\ （mm）$$

透镜的半径 $y=25$mm，所以：

$$s = r - \sqrt{r^2 - y^2} = 61.25 - \sqrt{61.25^2 - 25^2} = 5.33\ （mm）$$

镜片光心厚度：

$$t = s + e = 5.33 + 1 = 6.33\ （mm）$$

答：该透镜的光心厚度为 6.33mm。

如果镜片两面均为球面，应先求出两个矢高的和或差。

例题 5-2：求 -6.00DS 的新月形透镜（$n=1.49$）的边缘厚度。该透镜两个面屈光度分别为 +6.00DS 和 -12.00DS，透镜的直径为 48mm，光心厚度为 0.7mm。

解：

$$r_1 = \frac{1000\ (n-1)}{F} = \frac{1000 \times (1.49 - 1)}{6} = 81.66\ （mm）$$

$$r_2 = \frac{1000\ (1-n)}{F} = \frac{1000 \times (1 - 1.49)}{-12} = 40.83\ （mm）$$

$$s_1 = r_1 - \sqrt{r_1^2 - y^2} = 81.66 - \sqrt{81.66^2 - 24^2} = 3.61\ （mm）$$

$$s_2 = r_2 - \sqrt{r_2^2 - y^2} = 40.83 - \sqrt{40.83^2 - 24^2} = 7.80\ （mm）$$

$$e = t - (s_1 - s_2) = 0.7 - (3.61 - 7.80) = 4.89\ （mm）$$

答：该透镜边缘厚度为 4.89mm。

### 三、非圆形球面透镜的厚度

现今，市场上的镜片形状一般不规则，而且也不对称。不规则形状的正镜片边缘与光心的距离越远则越薄。而负镜片边缘的最厚点距光心最远，最薄点距光心最近。

例题 5-3：如图 5-3 所示，不规则镜片为 $-6.00D$ 的新月形透镜（$n=1.67$）。该透镜两个面屈光度分别为 $+6.00DS$ 和 $-12.00DS$，距离透镜光心最远的 $A$ 点的厚度为 $5.40mm$，求距离透镜光心最近的 $B$ 点的厚度，该点距光心 $21mm$。

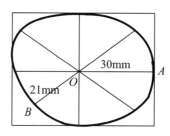

**图 5-3 非圆形球面镜片**

解：首先求出镜片两个面的曲率，然后求 $OA$ 子午线两个面的矢高。

$$r_1 = \frac{(n-1)}{F} = \frac{(1.67-1)}{6} = 111.66 \ (mm)$$

$$r_2 = \frac{(1-n)}{F} = \frac{(1-1.67)}{-12} = 55.83 \ (mm)$$

$$s_1 = r_1 - \sqrt{r_1^2 - y^2} = 111.66 - \sqrt{111.66^2 - 30^2} = 4.11 \ (mm)$$

$$s_2 = r_2 - \sqrt{r_2^2 - y^2} = 55.83 - \sqrt{55.83^2 - 30^2} = 8.75 \ (mm)$$

该光心厚度为：

$$t = e - (s_2 - s_1) = 5.40 - (8.75 - 4.11) = 0.76(mm)$$

求 $OB$ 子午线两个面的矢高：

$$s_1 = r_1 - \sqrt{r_1^2 - y^2} = 111.66 - \sqrt{111.66^2 - 21^2} = 1.99(mm)$$

$$s_2 = r_2 - \sqrt{r_2^2 - y^2} = 55.83 - \sqrt{55.83^2 - 21^2} = 4.10(mm)$$

求镜片 $B$ 点处的厚度：

$$e = t - (s_1 - s_2) = 0.76 - (1.99 - 4.10) = 2.87 \ (mm)$$

答：该透镜 $B$ 点边缘厚度为 $2.87mm$。

## 四、球柱面镜片和环曲面镜片的厚度

### （一）正柱面透镜

与轴成直角的圆弧半径为 $r$，其在轴向方向的厚度可按球面透镜厚度的算法求出，即：

$$s = r - \sqrt{r^2 - y^2}$$

边缘的最大厚度在轴向方向的两端。

### （二）负柱面透镜

从图 5-4 中可以看出，负柱面透镜的边缘厚度在柱轴方向最薄，而屈光力子午线方向最厚。如果已知负柱面透镜的屈光力子午线曲率半径，该面的矢高可用上述方法求出。

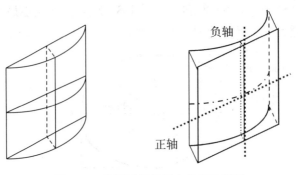

负轴

正轴

图5-4　柱面透镜的厚度求解示意图

### （三）球柱面透镜

球柱面透镜为球面透镜与柱面透镜的组合，所以可分别计算出球面透镜和柱面透镜的厚度，然后相加。柱面透镜可表示为正柱面透镜和负柱面透镜形式，例如：

+3.00DS/+1.00DC×90　　　　　　　　　（第一式）

+4.00DS/−1.00DC×180　　　　　　　　　（第二式）

第一式为正柱面透镜形式，柱轴方向为最大厚边，即90°方向；第二式为负柱面透镜形式，柱轴方向为最小边缘厚度方向。所以，对于球柱面透镜来说，最大边缘厚度在正轴方向，最小边缘厚度在负轴方向。由于环曲面为弯曲的平柱面透镜或球柱面透镜，同样，正轴（即柱面透镜旋转试验中，"十"字线产生逆向旋转的子午线）代表了最大厚度所在的轴向，负轴代表了最小厚度所在的轴向。

例题5-4：直径为40mm的圆形镜片，屈光度为+3.00DS/+3.00DC×60（$n=1.523$），薄边厚度为2mm，如果成为平凸环曲面透镜，其最大的边缘厚度为多少？

解：此透镜的两个面屈光度为：

$$\frac{+3.00DC×150/+6.00DC×60}{\infty}$$

镜片的薄边位于150°轴向的顶端，厚边位于60°轴向的顶端：

$$r_1=\frac{1000(n-1)}{F}=\frac{1000(1.523-1)}{3}=174.33（mm）$$

$$r_2=\frac{1000(n-1)}{F}=\frac{1000(1.523-1)}{6}=87.17（mm）$$

$$s_1=r_1-\sqrt{r_1^2-y^2}=174.33-\sqrt{174.33^2-20^2}=1.15（mm）$$

$$s_2=r_2-\sqrt{r_2^2-y^2}=87.17-\sqrt{87.17^2-20^2}=2.33（mm）$$

光心厚度=薄边厚度+（40mm镜片直径的+6.00D矢高）

=2+2.33=4.33（mm）

厚边厚度=光心厚度−（40mm镜片直径的+3.00D矢高）

=4.33−1.15=3.18（mm）

答：最大的边缘厚度为3.18mm。

例题5-5：50mm×40mm 的椭圆形透镜，屈光度为−8.00DS/+4.00DC×180，在 +3.00D基弧上的最小边缘厚度为 3mm，求该镜片的最大边缘厚度。

解：该透镜为环曲面透镜，两个面屈光度为：

$$\frac{+3.00DC\times90/+7.00DC\times180}{-11.00DS}$$

镜片的薄边位于垂直轴向的顶端，厚边位于水平轴向的顶端。

光心厚度=薄边厚度−（40mm镜片直径的11.00D矢高−40mm镜片直径的7.00D矢高）
　　　　=3−（4.42−2.73）=1.31（mm）

厚边厚度=50mm镜片直径的11.00D矢高−50mm镜片直径的3.00D矢高+光心厚度
　　　　=7.1−1.8+1.31=6.61（mm）

答：该镜片的最大边缘厚度为 6.61mm。

## （四）柱面透镜沿斜向轴向剖面的厚度

主子午线以外其他方向的曲面为椭圆形。柱面透镜沿斜向轴向剖面的厚度见图5-5。

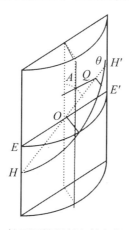

图5-5　柱面透镜沿斜向轴向剖面的厚度

柱面透镜的屈光力在轴向子午线时最小，与轴向子午线垂直时最大。可利用柱面上任一点至轴之间的距离计算斜向轴向的厚度。垂直轴向的凸（正）柱面透镜，在轴向子午线的曲率为0，水平子午线 $EOE'$ 为圆弧。沿斜向轴向 $HOH'$ 的曲率为椭圆。计算 $Q$ 点的厚度。该厚度等于光心厚度减去椭圆弧在 $2OQ$ 透镜直径的矢高，也等于光心厚度减去圆弧 $EOE'$ 在 $2AQ$ 透镜直径的矢高。由图5-5中几何关系可知：

$$AQ = OQ\times\sin\theta，$$

设 $y$ 表示 $Q$ 至 $O$ 的距离：

$$AQ = y\sin\theta。$$

因此直径为 $2y$ 的柱面透镜，沿斜向轴向剖面的厚度为：

$$s = r - \sqrt{r^2 - AQ^2}$$

$$s = r - \sqrt{r^2 - y^2\sin^2\theta}$$

例题5-6：计算平柱面透镜+10.00DC×90 在 60°轴向的边缘厚度，该镜片直径为 46mm，圆形，薄边厚度为 1mm，材料为眼镜皇冠玻璃（$n' = 1.523$）。

解：与轴向子午线垂直的曲率半径为：

$$r=\frac{1000\ (n-1)}{F}=\frac{1000\times(1.523-1)}{10}=52.3\ (mm)$$

先计算透镜的光心厚度：

光心厚度＝镜片直径为 46mm 的 10.00D 矢高＋薄边厚度

＝5.34＋1＝6.34（mm）

由于为平柱面透镜，在 90°轴向的边缘厚度亦为 6.34mm。现计算 60°轴向的厚度：

60°轴向的边缘厚度＝光心厚度－沿 60°轴向的柱面矢高。

60°轴向与轴（轴向子午线）成 30°夹角，在 $\theta$ 方向的柱面矢高：

$$s=r-\sqrt{r^2-y^2\sin^2\theta}$$
$$=52.3-\sqrt{52.3^2-23^2\sin^2 30°}$$
$$=52.3-51.02$$
$$=1.28\ (mm)$$

60°轴向的边缘厚度＝6.34－1.28＝5.06（mm）

答：60°轴向的边缘厚度为 5.06mm。

## 五、近似矢高公式

在矢高公式的推导中：

$$r^2=y^2+(r-s)^2$$
$$r^2=y^2+r^2-2rs+s^2$$

在大多数眼镜透镜中，$s$ 与 $r$ 相比，$s$ 较小，$s^2$ 可从上式中省略掉：

$$2rs=y^2$$

由此可得到矢高的近似公式：

$$s=\frac{y^2}{2r}$$

由于 $r\ (mm)=\frac{1000\ (n-1)}{F}$，可得到更为简便的公式。

$$s\ (mm)=\frac{y^2F}{2000\ (n-1)}$$

该公式较原公式简单，但该近似公式限用于曲率小、镜片直径小的透镜。

近似公式的优点：$s$ 与 $F$ 变成直线关系，即在某一透镜直径时，10.00D 球面的矢高为同一直径 5.00D 球面矢高的 2 倍。

利用这一近似公式时，透镜的形式可以不予考虑，只是需要假定一面为平面。如果使用原矢高公式，则必须将每一球面的矢高分别算出，然后相加或相减。如果镜片为一双凸透镜，镜片光心厚度：

$$t=e+s_1+s_2$$
$$s_1=\frac{y^2F_1}{2000(n-1)}$$

$$s_2 = \frac{y^2 F_2}{2000(n-1)}$$

$$t = e + \frac{y^2(F_1 + F_2)}{2000(n-1)} = e + \frac{y^2 F}{2000(n-1)}$$

例题 5－7：试计算一平凸透镜（$n=1.523$）的光心厚度，其凸面屈光度为 +10.00DS，直径为 40mm，边缘厚度为 1mm。

解：

$$s = \frac{y^2 F}{2000(n-1)} = \frac{20^2 \times 10}{2000(1.523-1)} = 3.82 \ (\text{mm})$$

$$\text{镜片光心厚度} = 3.82 + 1 = 4.82 \ (\text{mm})$$

使用原矢高公式计算所得厚度为 4.98mm，两者相差不大。

例题 5－8：试计算 －10.00DS 新月形透镜（$n=1.523$）的边缘厚度。两个面屈光度分别为 +4.00DS 和 －14.00DS，透镜的直径为 44mm，光心厚度为 0.6mm。

如上所述，我们可不考虑透镜的形式。此处 $y=22$mm，$n=1.523$，$F=-10.00$D，$t=0.6$mm。

边缘厚度：

$$e = t + \frac{y^2(F_1 + F_2)}{2000(n-1)} = 0.6 + \frac{22^2 \times 10}{2000(n-1)} = 5.23 \ (\text{mm})$$

若以原矢高公式计算，结果为 5.90mm，在这种情况下，如果以近似公式计算所得透镜的最后厚度，其结果会误差很大。由该题可知，不能将近似公式应用于屈光度高而镜片直径大的透镜。

近似公式也可写为：

$$s = kF$$

$$k = \frac{y^2}{2000(n-1)}$$

## 六、镜片厚度的三角解法

三角解法的基础：$s$ 在圆周上所张的角和 $y$ 对圆所张的角有一不变的关系。如图 5－6 所示，$s = y\tan\theta$。弦 $XY$ 在圆周上的张角为 $90° - \theta$，它在圆心的张角为 2 倍，所以如果 $s$ 在圆周上张角为 $\theta$，$y$ 在圆心的张角为 $2\theta$。可知：

$$\sin 2\theta = \frac{y}{r}$$

$$r \ (\text{mm}) = \frac{1000(n-1)}{F}$$

$$\sin 2\theta = \frac{yF}{1000(n-1)}$$

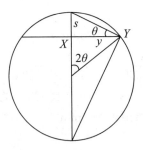

图 5-6　三角解法示意图

例题 5-9：试计算一平凸透镜（$n=1.523$）的光心厚度，其凸面屈光度为 +10.00DS，直径为 40mm，边缘厚度为 1mm。

$$\sin 2\theta = \frac{yF}{1000\ (n-1)} = \frac{20 \times 10}{1000 \times (1.523-1)} = 0.3824$$

$F = +10.00D$，$n=1.523$，$y=20mm$，$2\theta = 22°30'$，$\theta = 11°15'$，则：

$$s = y\tan\theta = 20 \times 0.199 = 3.98\ (mm)$$

答：该平凸透镜的光心厚度为 3.98mm。

# 第二节　镜片卡钳和镜片测度表

## 一、镜片卡钳

原理：将镜片放到卡钳（thickness caliper）两爪之间，指针在圆弧刻度面上移动一定距离，移动距离=镜片厚度×$CP/CJ$，通常 $CP/CJ=4$，则镜片厚度=$d/4$（mm）（$d$ 为卡钳读数）。圆弧刻度可精确到 mm。

镜片卡钳见图 5-7。

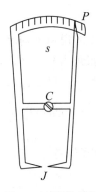

图 5-7　镜片卡钳

## 二、镜片测度表

镜片测度表（lens measure）的原理为测定镜片两点之间的矢高，根据矢高公式求出曲率，从而得出既定材料的镜片的屈光度。镜片测度表见图5－8。

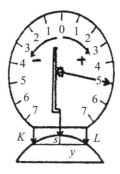

图5－8　镜片测度表

镜片测度表的表面刻度为屈光度，根据近似矢高公式，所得屈光度为：

$$F = \frac{2000(n-1)s}{y^2}$$

式中，$\frac{2000(n-1)}{y^2}$，对镜片测度表来说是常数。

假设该表的两个固定脚之间距离为20mm，折射率定为1.523，则常数：

$$\frac{2000(n-1)}{y^2} = 2000 \times (1.523-1)/10^2 = 10.46$$

$$F = 10.46 \times s$$

如果测量时中间活动脚被压至固定脚的连线内1mm，镜片测度表的读数：$F = 10.46 \times 1 = +10.46D$。

如果中间活动脚长出两固定脚连线以下，指针将向反方向转动，读数为负。如果中间活动脚长出两固定脚连线以上，指针将顺时针转动，读数为正。

一些镜片测度表可以测$\pm 20.00D$范围。实际上，镜片测度表的刻度仍然为精确矢高公式所校正。

由于$s^2 - 2rs + y^2 = 0$，$r = \frac{y^2 + s^2}{2s}$，使用曲率表示：

$$R = \frac{2s}{y^2 + s^2}$$

由于$F = 1000(n-1)R$，镜片测度表所表示的屈光度为：

$$F = \frac{2000(n-1)s}{y^2 + s^2}$$

式中$s$、$y$的单位均为mm。

因此，中间活动脚被压缩1mm，指针转动所表示的屈光度为$+10.37D$。

镜片测度表的刻度是根据$n = 1.523$设计，用于其他材料的镜片时，需将所得读数加以换算。

如镜片测度表所测得读数为 $F_{LM}$，而实际真实镜片屈光度为 $F_T$，如果将镜片测度表置于折射率为 $R$ 的球面镜片上，该表测得的屈光度读数为：

$$F_{LM} = \frac{2000 \times 0.523 \times s}{y^2}$$

真实读数为：

$$F_T = \frac{2000(n-1)s}{y^2}$$

由此两式得：

$$\frac{F_{LM}}{0.523} = \frac{F_T}{n-1} \text{或} F_T = \frac{F_{LM}(n-1)}{0.523}$$

即：

镜片实际屈光度=镜片测度表读数×（$n-1$）/0.523

例题5-10：以眼镜玻璃设计的镜片测度表用于测量折射率为1.67的球面镜片，所得读数为+5.00D。求该镜片的真实屈光度。

解：

$$
\begin{aligned}
F_T &= \frac{F_{LM}(n-1)}{0.523} \\
&= \frac{5 \times (1.67-1)}{0.523} \\
&= 6.41D
\end{aligned}
$$

答：该透镜的实际屈光度为6.41D。

## 主要参考文献

[1] 瞿佳，陈浩. 眼镜学［M］. 3版. 北京：人民卫生出版社，2017.

（朱申麟 刘陇黔）

## 【课后练习题】

1. 一平凸透镜（$n=1.52$）凸面屈光度为+6.00DS，直径为40mm，边缘厚度为1mm。求该透镜的光心厚度，求出球面的曲率半径。

2. 不规则镜片为-10.00D的新月形透镜（$n=1.49$）。该透镜两个面的屈光度分别为+8.00DS和-12.00DS，距离透镜光心最远的 $A$ 点的厚度为6.00mm。求距离透镜光心最近的 $B$ 点的厚度，该点距光心21mm。

3. 试计算一平凸透镜（$n=1.49$）的光心厚度，其凸面屈光度为+8.00DS，直径为50mm，边缘厚度为1mm。

# 第六章　眼用三棱镜

## 第一节　概　述

眼用三棱镜一般指薄折射三棱镜，主要功能是使光线产生偏向，造成物体成像位置的改变，从而解决双眼视网膜像对应的问题。眼睛的屈光异常需要透镜（包括球面透镜、柱面透镜和球柱面透镜）矫正，当眼睛的隐性斜视失代偿需要补偿或斜视需要矫正时，需要配戴三棱镜（prism），同时在隐性斜视和斜视的定性检查中，也需要使用三棱镜。三棱镜是一种特殊类型的透镜，主要功能是使入射光线产生偏折，该特性常用来解决眼部的许多问题，如斜视矫正等。

三棱镜是各向同性的透明物质所构成的具有两个互不平行的磨光面的光学零件。

### 一、术语

三棱镜上两个可相交或通过延长可相交的工作面，称为三棱镜的折射面（refracting surface），如图6-1所示的 $AA'CC'$ 和 $AA'BB'$ 两个面。两个折射面相交或通过延长相交的线，称为三棱镜的棱（edge）或顶（apex）。一般情况下，把光线通过的两斜平面的交线称为顶（棱）。通常选取屈光面所形成的夹角较小的棱为顶。如图6-1所示，$AA'$ 为顶，$\angle C'AB'$ 为顶角。与顶角相对的面称为三棱镜的底（base），如图6-1中的 $BB'C'C$ 面。

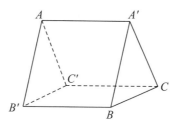

图6-1　棱镜的构成

与顶和两个折射面垂直的截面，称为主截面（principal plane）。通常以主截面代表一个三棱镜（图6-2）。主截面上两个折射面之间的夹角称为顶角或折射角（aptical/refracting angle），常用 $\beta$ 表示。

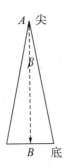

图 6-2　三棱镜的主截面、顶角和底顶线

顶上的任意一点，也是两个折射面相交的点，称为尖（apex）。主截面上通过尖并与底垂直的线称为底顶线（base-apex line）。底顶线的作用在于确定折射发生平面的方向，如图 6-2 中的 $AB$。眼用三棱镜常用底的方向表示三棱镜与眼睛的相对位置关系，眼镜光学中仅关心主截面光线的传播。

## 二、三棱镜的光学性质

如图 6-3 所示，一个三棱镜对物点 $P$ 发出的光束产生影响。眼睛透过三棱镜看物点 $P$，其像位于 $P'$，向顶（尖）的方向偏移。

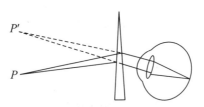

图 6-3　三棱镜的成像

三棱镜可以改变光束的方向，但不改变其聚散度，即没有会聚和发散光线的作用。光线入射三棱镜时为发散光束，离开三棱镜时仍为发散光束。因此我们可以知道三棱镜的光学性质如下。

1. 三棱镜的折光性：入射光线通过三棱镜时，根据光的折射定律，光线会发生偏折，偏折后的光线折向三棱镜的底部。三棱镜的偏向角指入射光线与出射光线的夹角，一般用 $\theta$ 表示。

2. 棱镜没有聚焦能力：因为三棱镜只能改变光束前进的方向，不能改变其聚散度，所以三棱镜本身没有聚焦能力，即不存在焦点。其对物体的作用与平面镜相似，只能成虚像。

3. 三棱镜是组成一切眼用球面透镜和柱面透镜最基本的光学单元。正球面透镜表面的切面均可以组成三棱镜，三棱镜的顶指向透镜的周边。负球面透镜表面的切面也均可以组成三棱镜，三棱镜的顶指向透镜的光心。

### 三、三棱镜的作用

光线通过三棱镜后向底部折射。通过三棱镜所成的像为与物体位于同侧的虚像，并向三棱镜的尖的方向移位。通过三棱镜视物时，其像点位置移向顶点，从而使眼球向三棱镜尖的方向转动。所以如果要让眼睛向某一方向转动，可将三棱镜放置于眼前，并使顶点朝向眼睛需要转动的方向。

矫正用三棱镜通常弯曲成新月形，而不是平面。同时，矫正用三棱镜常常联合球面透镜、柱面透镜或球柱面透镜使用，平直三棱镜仅用于检查。除了检查用三棱镜，矫正用三棱镜一般很薄，其顶角也很小，通常小于 20°。眼用三棱镜见图 6-4。

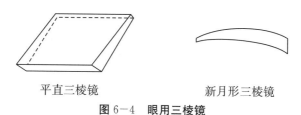

平直三棱镜　　　　　　　　　新月形三棱镜

**图 6-4　眼用三棱镜**

### 四、三棱镜的视觉效果

通过三棱镜观察物体，根据光线的偏折方向可以看出像会向顶的方向移动。如果通过三棱镜看"十"字线，在旋转过程中不会出现"剪刀运动"，只会产生偏移。将底朝下的三棱镜放置于"十"字线图前一定距离处，通过该三棱镜观察"十"字线，"十"字线的水平线中断，并向上朝顶点移位（图 6-5）。

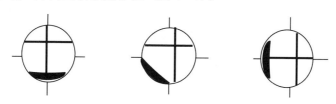

**图 6-5　三棱镜的视觉效果**

将三棱镜顺时针转动，"十"字线也会跟随转动，并向顶点移动。当三棱镜底转到水平位置时，则垂直线看起来似乎中断。如果将三棱镜做像移试验，"十"字线不产生移动效果。像相对物的移动距离和物到三棱镜的距离有关，物到三棱镜的距离越大，像的移动距离越大，反之像的移动距离越小。

## 第二节　三棱镜的屈光力

光线通过三棱镜后，将向底的方向偏折。偏折的程度即为三棱镜的屈光力

（refracting power of prism），这是用来描述三棱镜偏向作用的物理量。三棱镜屈光力的大小是以偏向角，即出射光线与入射光线的夹角（$\theta$）来衡量的。偏向角大，屈光力大，偏向角小，屈光力也小，通常偏向角取锐角。屈光力用 $P$ 表示。

## 一、三棱镜屈光力的单位

屈光力有四种不同的标准单位：顶角度、偏向角、棱镜度和厘弧度。

### （一）顶角度

顶角度（apical angle，a）以顶角角度的大小来表示三棱镜屈光力的大小，通常在顶角角度后面加上字母"$a$"，如某三棱镜顶角为 10°，此三棱镜可以表示为"10°$a$ 棱镜"。我们工作中使用的三棱镜，顶角很少超过 15°，均为低度棱镜。顶角越小，屈光能力越弱，反之越强。但三棱镜的偏折程度还与材料的折射率相关，因此顶角度不能正确表示三棱镜屈光力的大小。

### （二）偏向角

偏向角（deviating angle，d）：以三棱镜的最小偏向角来表示三棱镜的屈光力，即用出射光线和入射光线的夹角的度数来表示三棱镜屈光力。通常在偏向角后面写上字母"d"，用以与顶角度（$a$）相区别。如某三棱镜最小偏向角为 5°，则记为 5°d 棱镜。偏向角可以更直观地表示三棱镜的屈光作用。

### （三）棱镜度

棱镜度（prism dioptre）为三棱镜屈光力最常用的单位，用符号△表示，记录为 $P$。棱镜度的定义：光线通过三棱镜折射后，出射光线在距离三棱镜 100 单位处，偏离 1 单位的距离，即三棱镜的屈光度为 1 棱镜度，记为 1△（图 6-6）。如使用 cm 为单位，则表示光线出射 1m 时，偏折 1cm 的距离。如果偏折 5cm，则为 5△。

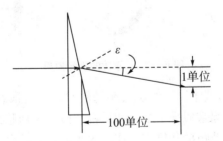

图 6-6　三棱镜的棱镜度单位表示法

从图 6-7 可以看出，三棱镜的偏向角度数和棱镜度的关系，即：

$$\tan\varepsilon=\frac{x}{100}\text{或 }x=100\tan\varepsilon$$

由于已经定义棱镜度为光线传播 100 单位后偏折的单位数，$x$ 即为棱镜度 $P$，所以：

$$P = 100\tan\varepsilon$$

$$\varepsilon = \arctan(0.01p^\triangle)$$

$$1^\triangle = \arctan 0.01 = 0.5629°$$

$$100^\triangle = \tan^{-1}1 = 45°$$

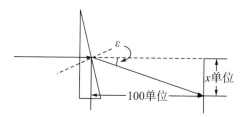

**图6-7 三棱镜的偏向角和棱镜度单位的关系**

## （四）厘弧度

由于棱镜度和偏向角不成比例，Bennett于1891年提出以厘弧度（centrad）来表示三棱镜屈光力的单位。厘弧度是以1弧度（radian）的百分之一为单位，就是说偏向角以弧度为单位时的100倍。厘弧度记录为$R$，单位用倒三角形（▽）表示。$1^\triangledown$为1/100rad，表示通过三棱镜的折射光线在100个单位距离为半径的圆周上，1个单位距离圆弧的偏移，通常以cm为单位，即半径为1m的圆周上产生1cm圆弧的偏移。三棱镜屈光力各种单位的关系见图6-8。

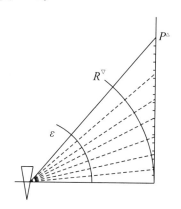

**图6-8 三棱镜屈光力各种单位的关系**

1rad是圆弧的长度等于其半径的圆心角，1rad＝180°÷π＝57.296°。所以$1^\triangledown$＝0.57296°，$100^\triangledown$＝57.296°。

厘弧度与偏向角ε的关系如下：

$$R^\triangledown = \varepsilon \div 0.57296 = 1.74533 \times \varepsilon$$

$$\varepsilon = 0.57296 \times P^\triangle$$

厘弧度与偏向角恒成1.745的比例。三棱镜各种单位的换算为：

$$P^\triangle = 100 \times \tan\varepsilon$$

$$R^\triangledown = 1.745 \times \varepsilon$$

$$P^\triangle = 100\tan 0.573° R^\triangledown$$

（五）眼科常用三棱镜屈光力单位的相互关系

眼科常用三棱镜屈光力单位的换算见表6-1（假定 $1^{\triangledown}=1^{\triangle}$）。

表6-1　眼科常用三棱镜屈光力单位的换算

| 顶角度 | 偏向角 | 棱镜度 |
|---|---|---|
| $1°a$ | $0.523°d$ | $0.91^{\triangle}$ |
| $1.91°a$ | $1°d$ | $1.75^{\triangle}$ |
| $1.1°a$ | $0.573°d$ | $1^{\triangle}$ |

## 二、三棱镜屈光力的计算

如图6-9所示，三棱镜的主截面为光线垂直入射第一面，不发生折射。当光线从第二面入射到空气中时，向底边折射。

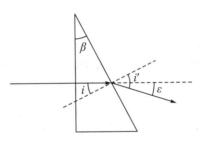

图6-9　三棱镜的屈光力计算示意图

折射角有以下几何关系：

$$\varepsilon=i'-i，i=\beta$$
$$i'=\beta+\varepsilon$$
$$n\sin i=\sin i'$$
$$n\sin\beta=\sin(\beta+\varepsilon)$$
$$\varepsilon=\arcsin(n\sin\beta)-\beta$$

三棱镜的屈光力取决于镜片材料折射率，并与它的顶角有关。当 $\beta$ 和 $\varepsilon$ 很小时：

$$\sin\beta=\beta，\sin\varepsilon=\varepsilon$$
$$n\beta=\beta+\varepsilon$$
$$\varepsilon=\beta(n-1)$$
$$P=100\tan\beta(n-1)$$
$$\tan\beta=\frac{P}{100(n-1)}$$

当顶角和折射角都比较小时，三棱镜的屈光力为顶角和折射率的差的乘积。当三棱镜材料的折射率为1.5时：

$$\varepsilon=\beta（1.5-1）=\frac{\beta}{2}$$

例题 6-1：设某三棱镜的顶角为 15°，折射率为 1.5，求它所产生的偏向角（屈光力）。

解：

$$\varepsilon = \arcsin\ (1.5\sin15°)\ -15° = 7.84° = 13.8^{\triangle}$$

如果应用公式 $\varepsilon = (n-1)\ \beta$，则：

$$\varepsilon = (1.5-1)\ \times15° = 7.5° = 13.2^{\triangle}$$

两种方法结果相差不大，说明三棱镜的顶角低于 15°时，薄三棱镜公式不会产生明显的误差。

例题 6-2：折射率为 1.5，如果三棱镜的顶角为 25°，求其产生的屈光力。

解：

$$\varepsilon = \arcsin\ (1.5\sin15°)\ -25° = 14.3° = 25.5^{\triangle}$$

如果应用公式 $\varepsilon = (n-1)\ \beta$，则：

$$\varepsilon = (1.5-1)\ \times25° = 12.5° = 22.2^{\triangle}$$

两者之差已大到不能忽略不计，所以当顶角超过 15°时，三棱镜屈光力的计算必须使用公式 $\varepsilon = \arcsin\ (n\sin\beta)\ -\beta$。

# 第三节　三棱镜的测量

## 一、三棱镜的标记

如果要测量一未知棱镜度的三棱镜，首先应确定其底顶线。确定三棱镜的底顶方向使用"十"字线法，然后以两条垂直短线标记底顶方向，以一条水平短线标记三棱镜的底。

三棱镜的顶角增大，底边与顶边的厚度之差也将增大，一般目视可分辨三棱镜底的位置。

三棱镜的标记见图 6-10。

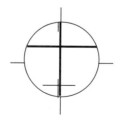

图 6-10　三棱镜的标记

## 二、中和法

已知棱镜度并标有底顶线的三棱镜称为量规棱镜。试片箱中一般都有一组量规棱镜，棱镜度从 $1^\triangle$ 到 $10^\triangle$。通过量规棱镜可用中和法来测定未知三棱镜的棱镜度。

对于已标记底顶线的未知三棱镜，使其与量规棱镜相叠，使两者的底顶线平行，并且底边与顶边相叠。对"十"字线做旋转试验。如"十"字线无追随旋转运动，则表明中和，量规棱镜的棱镜度即为所测三棱镜的棱镜度。

## 三、正切尺和 Orthops 尺

通过观察某未知度数的三棱镜在 1m 远处标尺上的偏移量，可测出该三棱镜的棱镜度。用于这种测量的刻度尺称作正切尺（tangent scale）。三棱镜的底顶线方向和刻度尺方向平行，眼睛同时通过三棱镜和不通过三棱镜观察刻度，如图 6-11 所示，通过三棱镜看到的零刻度线和不通过三棱镜看到的刻度尺 2 刻度线重合，所以该未知三棱镜的棱镜度为 $2^\triangle$。

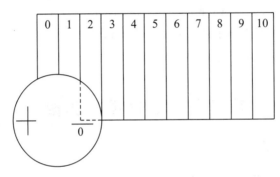

**图 6-11　正切尺测量三棱镜屈光力**

刻度尺上的刻度能同时读出棱镜度、偏向度和顶角度，并分别标上 $\triangle$、$\varepsilon$、$\beta$。偏向度的每度刻线应相隔 3.5cm。顶角刻度尺上每一刻线的间距（对 $n=1.523$ 的玻璃而言）应为 1.82cm。正切尺（图 6-12）可测量未知三棱镜的度数（$\triangle$、$\varepsilon$、$\beta$）。将正切尺装在镜片测度仪中，可作为三棱镜各单位的换算尺。

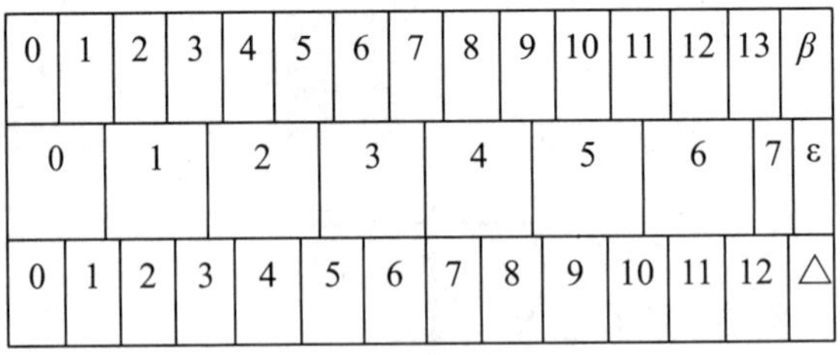

| 0 | 1 | 2 | 3 | 4 | 5 | 6 | 7 | 8 | 9 | 10 | 11 | 12 | 13 | $\beta$ |
|---|---|---|---|---|---|---|---|---|---|----|----|----|----|---------|
| 0 | | 1 | | 2 | | 3 | | 4 | | 5 | | 6 | 7 | $\varepsilon$ |
| 0 | 1 | 2 | 3 | 4 | 5 | 6 | 7 | 8 | 9 | 10 | 11 | 12 | | $\triangle$ |

**图 6-12　正切尺**

Orthops 尺仅有一种刻度，可将它置于三种不同的距离，以三种不同的单位来测定棱镜度。

Orthops 尺的刻度间隔为 3.5cm。当测量棱镜度时，将该尺置于距三棱镜 3.5cm 处。测量偏向度时，该尺应放置于距三棱镜 2cm 处。当测量三棱镜的顶角度时（假定 $n=1.523$），$1°=0.91^\triangle$，应将该尺放置于距三棱镜 3.85cm 处。

## 四、三棱镜的厚度差

三棱镜底边和顶边的厚度有一定的差异，称为厚度差（图6-13）。三棱镜的厚度差为 $t_P - t_Q$，棱镜度以 $P$ 表示，如 $\beta$ 的单位也为棱镜度。

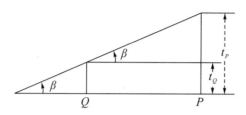

图6-13　三棱镜的厚度差

由薄棱镜公式和棱镜度的定义可得出：

$$\tan\beta = \frac{P}{100(n-1)}$$

在图6-13上方三角形中：

$$\tan\beta = \frac{t_P - t_Q}{\overline{QP}}$$

所以：

$$\frac{P}{100(n-1)} = \frac{t_P - t_Q}{\overline{QP}}$$

$$\Delta t = t_P - t_Q = \frac{\overline{QP} \times P}{100(n-1)}$$

如果三棱镜镜片的直径为 $d(QP)$，对于眼镜皇冠玻璃（$n=1.523$）而言，则：

$$\Delta t = \frac{Pd}{52.3}$$

一般来说，对于冕皇冠玻璃（$n=1.523$）制成的50mm的毛片，每个棱镜度的厚度差近似为1mm。

例题6-3：一玻璃镜片的棱镜度为 $5^{\triangle}$，直径为45mm，求它的厚度差。

$$\Delta t = \frac{Pd}{100(n-1)} = \frac{5 \times 45}{52.3} = 4.30 \text{（mm）}$$

答：厚度差为4.30mm。

例题6-4：某三棱镜的折射率为1.523，底顶线的薄边为1.5mm，厚边为3.4mm，如果三棱镜直径为45mm，计算它在50cm处时刻度尺上的位移量（cm）。

解：已知 $\Delta t = 1.9$mm，因为 $P = \frac{100\Delta t(n-1)}{d} = \frac{52.3 \times 1.9}{45} = 2.2$，因此位移为：

$$P = 100\frac{x}{y}$$

$$x = \frac{Py}{100} = \frac{2.2 \times 50}{100} = 1.1 \text{（cm）}$$

答：刻度尺上的位移量为 1.1cm。

由三棱镜厚度公式，设已知透镜直径为 52.3mm：

$$\Delta t = \frac{P \times 52.3}{52.3} = P$$

如果镜片是毛坯直径为 52.3mm 的圆片，那么在底顶线两端所量的厚度差就是三棱镜的棱镜度。事实上，以 50 代替公式中的 52.3，所产生的误差很小，所以得：

$$\sin 2\theta = \frac{yF}{1000 \ (n-1)}$$
$$= \frac{20 \times 10}{1000 \times (1.523 - 1)} \quad 或 \quad \Delta t = \frac{2Pd}{100}$$
$$= 0.3824$$

上述公式在眼镜镜片制作中是常用的。

对于大顶角三棱镜的厚度差应用下述公式计算，同时应保证第一面与底面成 90°：

$$\Delta t = \frac{d \sin D}{n - \cos D} \ (D \ 为偏向角)$$

## 五、手动焦度计测量

首先打开手动焦度计的电源，并将仪器归 0。调整焦度计的度数旋盘使绿色"十"字清晰，将未知三棱镜置于镜片台上，并放下弹簧夹片固定镜片。"十"字线上的同心圆是三棱镜线，最小的代表 1△，第二个代表 2△，依次类推。旋转三棱镜，使"十"字线中心位于刻度盘上，记录"十"字线所在的刻度值，即为未知三棱镜的棱镜度值。棱镜基底的方向由绿色"十"字线相对焦度计内黑色"十"字线的位置决定。对于右眼的镜片，如果绿色"十"字线偏向黑色"十"字线的右侧，则为底朝外；偏向黑色"十"字线的上方，则为底朝上。手动焦度计的测量范围为 0~5△。

## 六、自动焦度计测量

将棱镜镜片凸面朝上放在自动焦度计的镜片支座上，放下固定镜片的压杆，压住镜片。自动焦度计显示屏上出现的"十"字线始终偏离显示屏中心，显示屏上会自动显示未知棱镜的棱镜度和底朝向（如 P：3.00U，表示 3△底朝上）。如果是合成三棱镜镜片或三棱镜的底顶线没有刚好放在水平或垂直线上，则会显示两个度数（如 P：3.00U、5.00I，表示 3△底朝上，5△底朝内）。

## 七、压膜三棱镜

由于普通大顶角的三棱镜较重，无法配戴，所以如果棱镜度过大，通常选用压膜三棱镜（图 6-14）。压膜三棱镜由树脂材料制成，并去除非光学部分，形成膜状的三棱镜。由于压膜三棱镜是由 1821 年法国工程师菲涅尔手工磨制的镜片改良而成，故又称为菲涅尔压膜棱镜。压膜三棱镜是一种可以粘贴在镜片上的棱镜。其特点是可以随意地粘贴在镜片的任何位置，棱镜度范围从 $0.5^{\triangle}$～$35.0^{\triangle}$，大于普通三棱镜的范围。

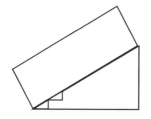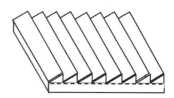

图 6-14　压膜三棱镜

压膜三棱镜由一系列相同的小的树脂三棱镜平行相邻排列在一树脂薄膜上而成。每一个小三棱镜都具有与普通三棱镜相同的屈光力。但压膜三棱镜厚度仅为 1mm，为具有相同屈光力的普通三棱镜的厚度的十分之一。

压膜三棱镜一般由聚氯乙烯树脂（PVC）制成，折射率为 1.525，接近冕皇冠玻璃，每小块三棱镜宽 2mm，底厚度 0.5mm。压膜三棱镜只有一个表面有凹槽，另一个面是平面。压膜三棱镜非常柔软，一般贴在镜片的后表面（贴在前表面很容易损伤），可剪切成任何镜片的形状和大小。但是贴上压膜三棱镜后，会影响眼镜的透光率，所以清晰度和视敏度都会下降。使用时间过长，压膜三棱镜会出现老化现象，透光率更低。当压膜三棱镜的棱镜度超过 $15^{\triangle}$ 后，棱镜度越大，透明度越差。

# 第四节　三棱镜的处方

## 一、底顶线的标记

三棱镜对眼位的矫正是将视线折向其顶角方向，但是叙述其偏折方向时，则是记录三棱镜底的方向。如果需要眼球向某一方向转动，则三棱镜的底必须朝向相反的方向。配戴三棱镜或使用三棱镜检查时必须标明三棱镜底的朝向。最常用的三棱镜的底的朝向称为基底方向，一共有四个基底方向，即底朝内（底向鼻侧）（base in，BI）、底朝外（底向颞侧）（base out，BO）、底朝上（base up，BU）、底朝下（base down，BD），见图 6-15。

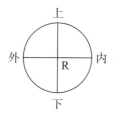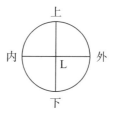

图 6-15　三棱镜的基底方向

三棱镜的底在倾斜方向时，其标记方法与柱镜的轴向标记不同，柱镜轴向标记仅使用上半环，左右眼相同，从检查者的右手开始，逆时针旋转为 0° 到 180°。三棱镜的标记可朝向环的任何方向，所以其底的标记方法采用完整的 360° 的环。三棱镜底的标记方法包括 360° 标记法、象限标记法和英国标记法。

**（一）360° 标记法**

如果底方向在 0°～180°，三棱镜底在上半圆内；如果底方向在 180°～360°，三棱镜底在下半圆内。四个主要方向：内、上、外、下，在右眼以 0°、90°、180°、270° 代替，在左眼则以 180°、90°、0°、270° 代替。该标记法对眼的 360 方位都有明确的标示（图 6-16），所以是三棱镜处方常用的标记方法。需要注意的是，对于右眼来说，0° 表示底朝内，180° 表示底朝外；而左眼则相反，0° 表示底朝外，180° 表示底朝内。

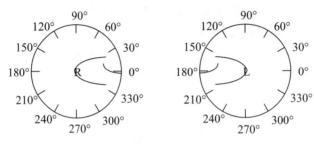

图 6-16 360°标记法

**（二）象限标记法**

为了方便起见，把标记三棱镜底朝向的环分为四个象限。右眼 0°～90° 象限为底朝内上，90°～180° 象限为底朝外上，180°～270° 象限为底朝外下，270°～360° 象限为底朝内下；对于左眼，象限翻转，0°～90° 象限为底朝外上，90°～180° 象限为底朝内上，180°～270° 象限为底朝内下，270°～360° 象限为底朝外下。

象限标记法见图 6-17。

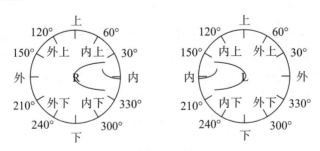

图 6-17 象限标记法

**（三）英国标记法**

仅使用 180°，上半环与下半环对应，上半环的零位从右边开始，下半环的零位从左边开始。在 360° 标记法中，右眼 210° 为英国标记法的外下 30°。

英国标记法见图 6-18。

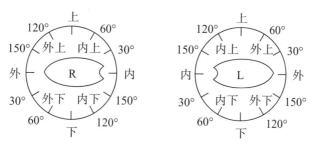

图 6-18　英国标记法

## 二、三棱镜处方方法

三棱镜矫正与透镜矫正都需要处方。三棱镜处方的书写顺序：眼别、透镜屈光度、棱镜度、单位、底朝向，即球镜/柱镜×轴向/棱镜度底的朝向。例如：OD+2.00DS/+1.50DC×90/4△BD，OS-3.00DS/-2.00DC×180/6△BI20。

如一眼需要三棱镜矫正，当矫正三棱镜较大时，为了使左右镜片相对均衡，可将矫正的棱镜度平均分配于双眼，这种方法称为棱镜度分配（splitting prism power）。

进行棱镜度分配时，双眼三棱镜的底应朝着相反方向，就是上与下、内与内、外与外。

例如，OU：4△BU 可以分配为 OD 2△BU 和 OS 2△BD，OU：4△BI 可以分配为 OD 2△BI 和 OS 2△BI。

如果矫正三棱镜的底为斜向，可使用两种方法处理：一是做出单一斜向三棱镜处方，二是分解为垂直和水平方向的处方。

## 三、三棱镜的有效棱镜度

眼球的旋转中心为 $C$（一般约在角膜后 15mm 处）。当眼睛注视正前方远方物体时，如果将某三棱镜置于眼前，会使眼球转动一角度 $\theta$ ［图 6-19（a）］。如放置的三棱镜的棱镜度为 $P$，则由图 6-19 可见 $\theta=P$。

当眼睛注视近物时，由图 6-19（b）可知，该眼所转动的角度小于三棱镜的偏向角，即 $\theta<P$。因此，当眼球需要转动以注视近物时，所需的棱镜度应大于该棱镜度。通常测试眼睛时将三棱镜放在眼镜的位置。如果测试得知视近时需要 $5△$，仍然可开出 $5△$ 的处方，实际上，眼睛的转动角度比此棱镜度小。

视近（near vision）三棱镜的有效棱镜度可由图 6-19（b）计算得到。假设物距为 $l$，三棱镜到眼球旋转中心的距离为 $s$，物点到像点的距离为 $h$，由图 6-19（b）和三棱镜的定义得到：

$$P=\frac{100h}{-l}, \theta=\frac{100h}{s-l}$$

$$\theta(l-s)=Pl$$

$$\theta = \frac{Pl}{l-s} \text{或} \theta = \frac{P}{1-s/l}$$

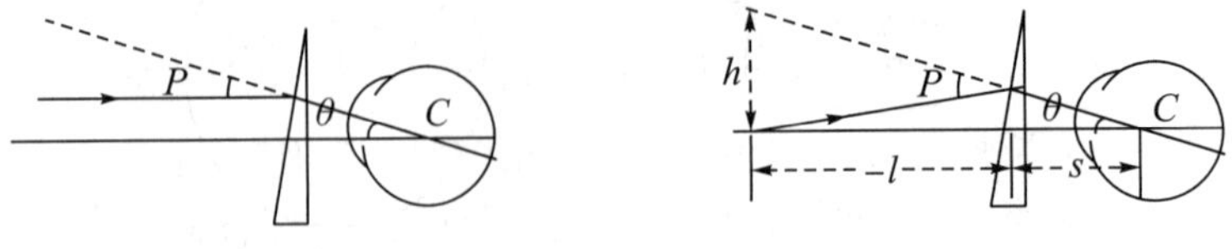

（a）视远　　　　　　　　　　　（b）视近

图 6-19　三棱镜的有效棱镜度

当以负值代入式中的 $l$，则 $\theta < P$，当物体位于无穷远时，则 $\theta = P$。

例题 6-5：通过 $25^{\triangle}$ 的三棱镜观看眼前 40cm 处的物体，假设三棱镜在眼球旋转中心前面 25mm 处，求眼球所转动的角度。

已知 $l = -400$mm，$P = 25^{\triangle}$，$s = 25$mm，则：

$$\theta = \frac{P}{1-s/l} = \frac{25}{1+25/400} = 23.53^{\triangle}$$

答：眼球转动的角度为 $23.53^{\triangle}$。

假设 $s$ 的平均值为 26mm，平均阅读距离为 1/3m，则：

$$\theta = \frac{P}{1+26/333} = 0.928P$$

检查视近斜视角，如果三棱镜放置于距离眼球旋转中心 25mm 处，则：

$$\theta = \frac{P}{1+25/400} = 0.94P$$

实际斜视角为所用三棱镜的 $0.94P$。

# 第五节　三棱镜的合成与分解

两个三棱镜叠加在一起，对光线的偏折效果和另一三棱镜的效果相同，可以认为这个三棱镜是两个三棱镜的合成。同样的道理，一个三棱镜对光线的偏折效果也可以分解为两个三棱镜。将两个三棱镜相加称作棱镜度合成（compounding prism power），将一棱镜度分解为互相垂直的两种三棱镜效果，称作棱镜度分解（resolving prism power）。三棱镜的合成与分解也可以是多个棱镜。下面我们主要讨论两个三棱镜的合成与分解。

## 一、底顶线平行的两个三棱镜的合成

1. 两个三棱镜合成时底顶线平行，底和顶的方向相同，这时合成后新的棱镜底朝向不变，棱镜度为原来两棱镜度之和。如 A 棱镜为 $5^{\triangle}$ 底朝外，B 棱镜为 $3^{\triangle}$ 底朝外，则组合后新三棱镜的度数为 $8^{\triangle}$ 底朝外。

2. 两个三棱镜合成时底顶线平行，但底顶互相倒置，这时合成后新的三棱镜底顶线方向不变，以原来两个三棱镜中棱镜度高的三棱镜的底朝向为新三棱镜的底朝向。棱镜度为原来两棱镜棱镜度之差。例如：A 棱镜为 $8^\triangle$ 底朝内，B 棱镜为 $3^\triangle$ 底朝外，则合成后新三棱镜为 $5^\triangle$ 底朝内。

3. 两个以上三棱镜底顶线平行合成，需首先将两个三棱镜合成为一个新三棱镜，然后再用新三棱镜与第三个棱镜合成，更多三棱镜合成亦可以此类推。

## 二、底顶线不平行的两个三棱镜的合成

### （一）图解法

图解法比较简单易学，但是精确度稍差。如图 6-20 所示，做 90° 和 180° 的轴向线段，并注明鼻侧。选用适当比例尺，如 1cm 代表 $1^\triangle$，按比例做两条直线代表垂直和水平的棱镜度，如图 6-20 中的 $OH$ 和 $OV$。做矩形和其对角线 $OC$，$OC$ 对角线的长度即是合成三棱镜的度数，对角线与水平线的夹角 $\theta$ 的度数用量角器测量，为合成三棱镜的底的朝向（360°标记法）。

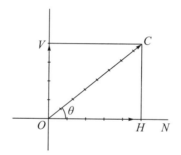

图 6-20　三棱镜合成图解法

### （二）计算法

计算法可以更精确地得到合成后新三棱镜的棱镜度和底朝向。如图 6-21 所示，水平棱镜度为 $P_H$，垂直棱镜度为 $P_V$，合成的三棱镜的棱镜度为 $P$，其与水平方向的夹角为 $\theta$，根据图 6-21 中的几何关系：

$$P = \sqrt{P_V^2 + P_H^2}$$

$$\tan\theta = \frac{P_V}{P_H}$$

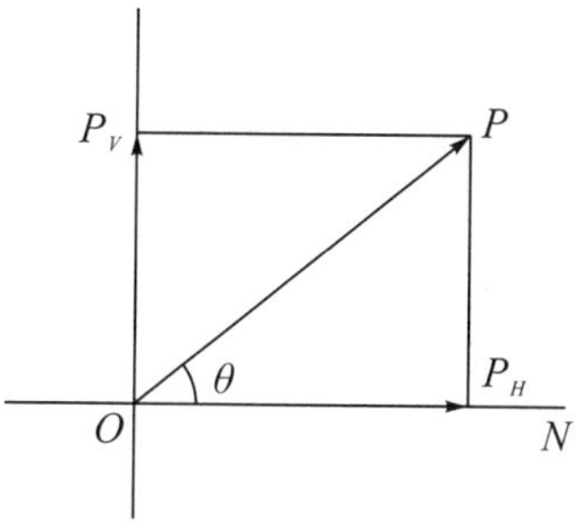

图 6-21　三棱镜合成计算法

例题 6-6：将 $4^{\triangle}$ 底朝下与 $6^{\triangle}$ 底朝内合成右眼单一三棱镜效果。

解：图解法略。

计算法：

$$P = \sqrt{P_H^2 + P_V^2} = \sqrt{4^2 + 6^2} = 7.21^{\triangle}$$

$$\theta = \arctan \frac{P_V}{P_H} = \arctan^{-1} \frac{4}{6} = 33.7°$$

答：合成三棱镜为 $7.21^{\triangle}$ 底朝内下 $326.3°$。

## 三、棱镜度的分解

### （一）图解法

原则上一个棱镜可以分解成两个任意夹角的三棱镜处方，但通常情况下根据视觉特征将三棱镜处方分解为水平和垂直两个方向的三棱镜处方。如图 6-22 所示，做 90° 和 180° 轴向线段，用量角器按比例画出斜向棱镜度。由此向垂直和水平方向做垂直线，其在 180° 轴截取的线段代表三棱镜效果的水平成分，90° 轴截取的线段代表三棱镜效果的垂直成分。测量其长度即为水平和垂直棱镜度。

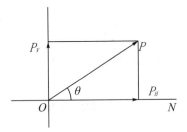

图 6-22　三棱镜分解图解法

### （二）计算法

根据图 6-22 中的几何关系可以得出：

$$P_V = P\sin\theta$$

$$P_H = P\cos\theta$$

用英国标记法中棱镜度所在方向时，当 $\theta > 90°$ 时，以 $180° - \theta$ 代替。

例题 6-7：将下列三棱镜分解为垂直成分和水平成分。

（1）$5^{\triangle}$ 底朝上内方 60°。

（2）$3^{\triangle}$ 底朝下外方 210°。

解（1）：

$$P_V = P\sin\theta = 5 \times \sin60° = 4.33^{\triangle}\,BU$$

$$P_H = P\cos\theta = 5 \times \cos60° = 2.50^{\triangle}\,BI$$

（2）：

$$P_V = P\sin\theta = 3 \times \sin210° = 1.5^{\triangle}\,BD$$

$$P_H = P\cos\theta = 3 \times \cos210° = 2.60^{\triangle}\,BO$$

## 四、以任意角相叠的三棱镜合成

假设有两个三棱镜，$P_1$ 底倾角 $\theta_1$ 和 $P_2$ 底倾角 $\theta_2$，将其合并为 $P$，见图 6-23。可将 $P_1$ 分解为水平成分 $P_{1H}$ 和垂直成分 $P_{1V}$，同样将 $P_2$ 分解为 $P_{2H}$ 和 $P_{2V}$，则：

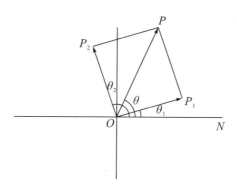

图 6-23　以任意角相叠的三棱镜合成

$$P_{1V}=P_1\sin\theta_1,\quad P_{1H}=P_1\cos\theta_1$$
$$P_{2V}=P_2\sin\theta_2,\quad P_{2H}=P_2\cos\theta_2$$

$P$ 的水平成分为 $P_1$ 和 $P_2$ 水平成分的和，即：

$$P_H=P_1\cos\theta_1+P_2\cos\theta_2$$

$P$ 的垂直成分为 $P_1$ 和 $P_2$ 垂直成分之和，即：

$$P_V=P_1\sin\theta_1+P_2\sin\theta_2$$

然后将合成的水平成分和垂直成分按前述方法合并，合成后的总的三棱镜效果 $P$ 为：

$$P=\sqrt{P_V^2+P_H^2}$$
$$=\sqrt{P_1^2\sin^2\theta_1+P_2^2\sin^2\theta_2+2P_1P_2\sin\theta_1\sin\theta_2+P_1^2\cos^2\theta_1+P_2^2\cos^2\theta_2+2P_1P_2\cos\theta_1\cos\theta_2}$$
$$=\sqrt{P_1^2\left(\sin^2\theta_1+\cos^2\theta_1\right)+P_2^2\left(\sin^2\theta_2+\cos^2\theta_2\right)+2P_1P_2\left(\sin\theta_1\sin\theta_2+\cos\theta_1\cos\theta_2\right)}$$
$$=\sqrt{P_1^2+P_2^2+2P_1P_2\left(\sin\theta_1\sin\theta_2+\cos\theta_1\cos\theta_2\right)}$$
$$=\sqrt{P_1^2+P_2^2+2P_1P_2\cos\left(\theta_2-\theta_1\right)}$$

合成后的三棱镜底的朝向为：

$$\tan\theta=\frac{P_V}{P_H}=\frac{P_1\sin\theta_1+P_2\sin\theta_2}{P_1\cos\theta_1+P_2\cos\theta_2}$$

也可根据图 6-23，应用余弦定律，得：

$$\sin\left(\theta-\theta_1\right)=\frac{P_2\sin\left(180°-\Delta\theta\right)}{P}\quad\left(\Delta\theta=\theta_2-\theta_1\right)$$

例题 6-8：将 $3^\triangle$ 底朝上内方、倾角 25° 和 $4^\triangle$ 底朝上外方、倾角 145° 的两个三棱镜合并为单一三棱镜。

解：作图法见图 6-24。

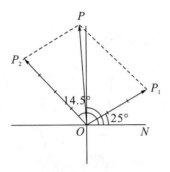

图 6-24　例题 6-8 作图法

计算法：

$$P = \sqrt{P_1^2 + P_2^2 + 2P_1P_2\cos(\theta_2 - \theta_1)}$$
$$= \sqrt{3^2 + 4^2 + 2\times3\times4\times\cos(145° - 25°)}$$
$$= 3.61^{\triangle}$$

$$\sin(\theta - \theta_1) = \frac{4\sin(180° - 120°)}{3.61} = 0.96$$

$$\theta = 98.7°$$

答：合并后的三棱镜为 $3.61^{\triangle}$ 底朝上外方，倾角为 $98.7°$。

## 五、斜向轴向的棱镜度

有时需要求出三棱镜在它的底顶方向以外其他轴向的棱镜度，尤其是在考虑三棱镜边缘厚度变化时，更加需要求出它的有效棱镜度。

图 6-25（a）所示为通过三棱镜看在 1m 之外"十"字线的情形，水平线移位为 $P$（cm），当三棱镜逆时针转 $\theta$ 角时，则"十"字线将如图 6-25（b）所示。$P_\theta$ 表示三棱镜在垂直轴向的有效棱镜度，就是和底顶线成 $\theta$ 角度的轴向，由图 6-25（b）可知 $P_\theta = P\cos\theta$。

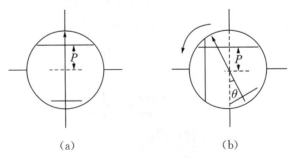

(a)　　　　　　　　(b)

图 6-25　斜向轴向的棱镜度

当 $\theta = 0$ 时，即与底顶线重合，$P_\theta = P$；当 $\theta = 90°$ 时，$P_\theta = 0$，也就是与底顶线垂直的方向，三棱镜不产生偏向。

沿着与底顶线成 $\theta$ 角度的方向，三棱镜的厚度差为：

$$\Delta t_\theta = \frac{P_\theta d}{100\,(n-1)} = \frac{Pd\cos\theta}{100\,(n-1)}$$

例题 6-9：如果要将 $10^\triangle$ 底朝内的三棱镜装在戴于左眼的无边眼镜框上，靠颞侧的螺钉孔位于 50°轴向，镜片的直径为 58mm，设螺钉孔离开镜片边缘 3mm，钻孔处的厚度是 2.5mm，试计算此三棱镜片最薄边的厚度（设玻璃折射率 $n$ 为 1.523）。

解：三棱镜片最薄边在颞侧 180°轴向，要计算该点厚度，必须先计算三棱镜片的光心厚度。由于本题沿 50°轴向，离开光心 26mm 处的厚度为已知。沿 50°轴向的有效棱镜度为 $P_\theta = P\cos\theta = 10\cos50° = 6.43^\triangle$，因此 $6.43^\triangle$ 三棱镜在离光心 26mm 处的厚度差为：

$$\Delta t = \frac{Pd}{100\,(n-1)} = \frac{6.43 \times 26}{52.3} = 3.2\ (\text{mm})$$

钻孔处厚度需 2.5mm，故光心厚度应为 5.7mm，在 180°轴向靠颞侧端的薄边厚度等于光心厚度减 $10^\triangle$ 三棱镜在 29mm 处的厚度差：

$$5.7 - \frac{10 \times 29}{52.3} = 0.16\ (\text{mm})$$

答：该三棱镜靠鼻侧端最薄边的厚度应是 0.16mm。

# 第六节 旋转三棱镜

将两个相同度数的三棱镜以底顶相对的形式重合在一起，以其共同的几何中心为旋转轴。两片三棱镜同时向相反的方向旋转，即一片三棱镜顺时针旋转，另一片三棱镜逆时针旋转（图 6-26），可组合成不同的棱镜度，其底与组合三棱镜相垂直。这种装置称为旋转三棱镜（rotary prism），其可获得从 0 至 2 棱镜度之和的任何棱镜度，常用于检查隐性斜视和斜视。在图 6-26 中，两旋转三棱镜互相平行、底顶相对时，组合棱镜度为 0；当两三棱镜相对旋转一定的角度 $\theta$，可组合成底朝水平方向（$P_1 = P_2$）且棱镜度为 $2P_1\sin\theta$ 的三棱镜，垂直方向的棱镜度为 $P_1\cos\theta - P_2\cos\theta$，互相抵消。测定垂直轴向的三棱镜效果，零位在水平方向；测定水平方向的三棱镜效果，零位应在垂直方向。

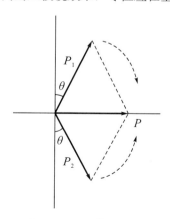

图 6-26　旋转三棱镜

## 一、Risley 旋转三棱镜

如果每片三棱镜为 $15^{\triangle}$，合成的最大屈光力的三棱镜为 $30^{\triangle}$。

例题 6-10：一旋转三棱镜的两片组合三棱镜各为 $10^{\triangle}$，设每个三棱镜均自零位转动 $20°$，试计算它的总效果。如果要其总效果为 $8^{\triangle}$，每片三棱镜应转动多少角度？

解：

$$P = 2P_1\sin\theta = 2 \times 10 \times \sin20° = 6.84^{\triangle}$$

$$\sin\theta = \frac{P}{2P_1} = \frac{8}{2 \times 10} = 0.4$$

$$\theta = 23.6°$$

例题 6-11：一旋转三棱镜的零位在 $180°$ 位置，两个三棱镜的棱镜度均为 $15^{\triangle}$，设每个三棱镜均自零位向上转动 $45°$，试计算它的总棱镜度。如果该旋转三棱镜总棱镜度为 $10^{\triangle}BO$，试计算旋转三棱镜所转动的角度和转向。

解：已知 $P_1 = 15^{\triangle}$，$\theta = 45°$，则：

$$P = 2P_1\sin\theta = 2 \times 15 \times \sin45° = 21.21^{\triangle}$$

要总棱镜度为 $10^{\triangle}BO$，则旋转三棱镜的零位应在 $90°$：

$$\sin\theta = \frac{P}{2P_1} = \frac{10}{2 \times 15} = 0.33$$

$$\theta = 19.27°$$

所以每个三棱镜的底与竖直方向的夹角 $\theta$ 为 $19.27°$。

## 二、可变三棱镜

可变三棱镜的作用与 Risley 旋转三棱镜相同，但所产生的三棱镜最大屈光力可达到 $90^{\triangle}$。它的构造为曲率半径、折射率均相同的平凹柱面透镜与平凸柱面透镜嵌合在一起，利用机械装置令平凸柱面透镜能依轴心转动，使两三棱镜的二平面产生 $0°\sim50°$ 的交角。除了 $0°$ 时为平行平板玻璃不发生折射，其他各角度均可使垂直入射的光线发生不同的偏转，产生棱镜效果。其 $0°\sim50°$ 的顶角即该三棱镜的顶角，依照大顶角三棱镜计算公式 $P = \arcsin(n\sin\beta) - \beta$，可计算出合成三棱镜的屈光力，范围为 $0°\sim42°\beta$ 或 $0^{\triangle}\sim90^{\triangle}$，其精度可达 $1^{\triangle}$。

## 主要参考文献

[1] 瞿佳，陈浩. 眼镜学 [M]. 3 版. 北京：人民卫生出版社，2017.

[2] 瞿佳. 眼镜学 [M]. 2 版. 北京：人民卫生出版社，2011.

[3] 朱世忠. 眼镜光学技术 [M]. 北京：人民卫生出版社，2012.

（熊玲　刘陇黔）

## 【课后练习题】

1. 已知一玻璃三棱镜的屈光力为 $4^\triangle$，折射率为 1.523，试求顶角度和偏向角。

2. 三棱镜直径为 60mm，棱镜度为 $5^\triangle$，折射率为 1.523，求该三棱镜的厚度差。

3. 将两三棱镜 $4^\triangle$ 底朝上内方 30° 和 $5^\triangle$ 底朝上外方 145° 合成单一棱镜。

4. 将 $8^\triangle$ 底朝上内方 60° 分解为垂直成分和水平成分。

5. 一旋转三棱镜的两片组合三棱镜各为 $15^\triangle$，设每个三棱镜均自零位转动 20°，试计算它的总效果。如果要其总效果为 $10^\triangle$，则每片三棱镜应转动多少角度？

# 第七章　透镜移心的棱镜效果

## 第一节　概　述

### 一、球面透镜和三棱镜对光的折射作用

球面透镜和三棱镜对光线折射具有类似性，即都将光线折射向它们最厚的部分。就正球面透镜而言，光线通过正球面透镜后向正球面透镜最厚的部分，即正球面透镜的光心折射。而负球面透镜最厚的部分是它的边缘，因此光线通过负球面透镜后向其边缘折射。三棱镜最厚的部分是它的底，光线通过三棱镜后向它的底的方向折射。

虽然球面透镜和三棱镜都会使光线向它们最厚的部分折射，但是球面透镜和三棱镜的折光效果却并不完全相同。球面透镜的偏折力越靠近光心越小，越远离光心越大，所以球面透镜可以将所有入射光线聚焦于一共同点，即球面透镜的第二主焦点 $F'$。而三棱镜任一部位对光的偏折力相同，所以，平行光线通过三棱镜后仍保持平行。正、负球面透镜和三棱镜对光的折射见图7-1。

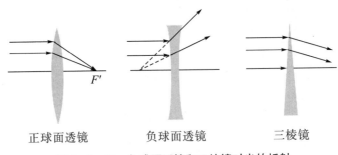

正球面透镜　　　　　负球面透镜　　　　　三棱镜

**图7-1　正、负球面透镜和三棱镜对光的折射**

### 二、球面透镜的棱镜效果和视觉像移

可以把球面透镜看作由无数个三棱镜组合而成，正球面透镜由无数底朝向光心的小三棱镜组成，负球面透镜由无数底朝向周边的小三棱镜组成。球面透镜上任一点对光的折射作用，称为该点的棱镜效果。在光心位置，由于前后面互相平行，光线不发生偏

折，因此棱镜效果为 0。从光心到周边，随着前后面的切线的夹角逐渐增大，三棱镜的顶角也逐渐增大，因此距离光心越远，球面透镜对光线的偏折力越大，棱镜效果越大。

　　由于球面透镜存在棱镜效果，因此当眼睛通过球面透镜观察某一物体时，如果眼睛正好通过光心，则看见的物体位置不变。如果眼睛通过非光心处观察该物体，所见的物体的像会移向球面透镜尖的方向。即通过正球面透镜观察物体时，看到的像会向球面透镜的边缘移位；通过负球面透镜观察物体时，看到的像会向球面透镜光心移位。同时，由于球面透镜的棱镜效果从光心到周边逐渐增加，因此观察一定物体时，如果来回移动球面透镜，看见的像也会相应移动。来回移动正球面透镜，所见的像的运动方向会与球面透镜运动的方向相反；反之，来回移动负球面透镜，所见的像的运动方向会与球面透镜运动的方向相同，这种现象称为球面透镜的视觉像移。当面对未知球面透镜时，也可以通过观察该球面透镜的视觉像移判断其为正球面透镜或负球面透镜。

　　无数小三棱镜组成球面透镜见图 7-2。

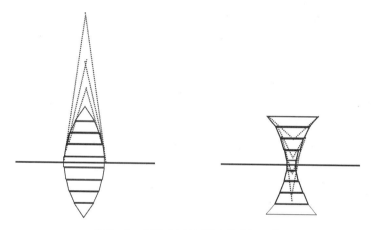

图 7-2　无数小三棱镜组成球面透镜

# 第二节　球面透镜的移心和棱镜效果

　　眼睛通过镜片的光心视物时，不产生棱镜效果，但是当眼睛通过镜片的非光心视物时，会产生一定的棱镜效果。鉴于这样的原理，有时会移动镜片的光心，使其偏离标准光心位置，从而产生需要的棱镜效果。这种移动镜片光心的过程称为透镜的移心。移心后的透镜称为移心透镜。

　　透镜移心产生的棱镜效果与透镜的类型、透镜的屈光力和移心的距离相关。

　　移心后产生的棱镜度可通过以下公式计算：

$$P = cF$$

式中，$P$ 为棱镜度，单位为 $\triangle$；$c$ 为移心的距离（即入射点与光心的距离），单位为 cm；$F$ 为透镜的屈光力，单位为 D。

## 一、球面透镜上某一点的棱镜效果

例题 7-1：求通过 +3.00DS 透镜的光心上方 0.7cm 处视物时产生的棱镜效果。

解：

$$P = cF = 0.7 \times 3 = 2.1^{\triangle}$$

正球面透镜移心，产生的三棱镜底朝向镜片光心，因此本例中产生的棱镜效果为 $2.1^{\triangle}$ 底朝下或记为 $2.1^{\triangle}$BD。

例题 7-2：求通过 +3.00DS 透镜的光心内侧 1.2cm 处视物时产生的棱镜效果。

解：

$$P = cF = 1.2 \times 3 = 3.6^{\triangle}$$

正球面透镜移心，产生的三棱镜底朝向镜片光心，因此本例中产生的棱镜效果为 $3.6^{\triangle}$ 底朝外或记为 $3.6^{\triangle}$BO。

例题 7-3：求通过 -2.50DS 透镜的光心内侧 0.6cm 处视物时产生的棱镜效果。

解：

$$P = cF = 0.6 \times 2.5 = 1.5^{\triangle}$$

负球面透镜移心，产生的三棱镜底朝向镜片边缘，因此本例中产生的棱镜效果为 $1.5^{\triangle}$ 底朝内或记为 $1.5^{\triangle}$BI。

例题 7-4：求右眼通过 -4.00DS 透镜的光心上方 0.6cm 且偏外 0.5cm（$A$ 点）处视物时产生的棱镜效果。

解：如图 7-3 所示。

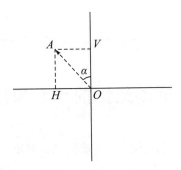

**图 7-3**　-4.00DS **透镜的光心上方** 0.6cm **且偏外** 0.5cm **处的棱镜效果**

方法一：$P_V = 0.6 \times 4 = 2.4^{\triangle}$ 底朝上，$P_H = 0.5 \times 4 = 2.0^{\triangle}$ 底朝外。

$$P = \sqrt{P_V^2 + P_H^2} = \sqrt{2.4^2 + 2^2} = \sqrt{9.76} = 3.12^{\triangle}$$

$$\alpha = \arctan \frac{2}{2.4} = 39.7°$$

使用 360° 标记法，底的方向为 39.7° + 90° = 129.7°。

因此，该处的棱镜效果为 $2.4^{\triangle}$ 底朝上和 $2.0^{\triangle}$ 底朝外，总效果为 $3.12^{\triangle}$ 底朝 129.7°。

方法二：可直接计算总合棱镜效果。

$$P=cF=\left(\sqrt{c_V^2+c_H^2}\right)F=\left(\sqrt{0.6^2+0.5^2}\right)\times4=3.12^\triangle$$

$$\alpha=\arctan\frac{0.5}{0.6}=39.7°$$

使用360°标记法，底的方向为 $39.7°+90°=129.7°$

因此，该处总效果为 $3.12^\triangle$ 底朝 $129.7°$。

例题7-5：求左眼通过+4.00DS透镜的光心下方 0.7cm 且偏内 0.4cm（$A$ 点）处视物时产生的棱镜效果。

解：如图7-4所示。

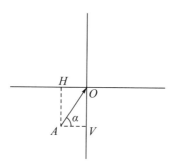

图7-4　+4.00DS透镜的光心下方 0.7cm 且偏内 0.4cm 处的棱镜效果

方法一：$P_V=0.7\times4=2.8^\triangle$ 底朝上，$P_H=0.4\times4=1.6^\triangle$ 底朝外。

$$P=\sqrt{P_V^2+P_H^2}=\sqrt{2.8^2+1.6^2}=\sqrt{10.4}=3.22^\triangle$$

$$\alpha=\arctan\frac{2.8}{1.6}=60.3°$$

使用360°标记法，底的方向为 $60.3°$。

因此，该处的棱镜效果为 $2.8^\triangle$ 底朝上和 $1.6^\triangle$ 底朝外，总效果为 $3.22^\triangle$ 底朝 $60.3°$。

方法二：可直接计算总合棱镜效果。

$$P=cF=\left(\sqrt{c_V^2+c_H^2}\right)F=\left(\sqrt{0.7^2+0.4^2}\right)\times4=3.22^\triangle$$

$$\alpha=\arctan\frac{0.7}{0.4}=60.3°$$

使用360°标记法，底的方向为 $60.3°$。

因此，该处总效果为 $3.12^\triangle$ 底朝 $60.3°$。

## 二、计算球面透镜的移心量和移心方向

透镜移心时会产生相应的棱镜效果，通过公式 $P=cF$ 可计算透镜上任一点产生的棱镜效果。反之，当某些患者需要在眼前加少量三棱镜时，也可以通过移心的方式产生所需的棱镜度。移心量可通过以下公式计算：

$$c=\frac{P}{F}$$

注意，式中 $c$ 的单位为 cm。

同前所述，眼睛通过透镜非光心处视物时，看到的像会向透镜的尖的方向移位，因此要产生预期的棱镜效果，需要将正球面透镜向所需三棱镜的底的方向移心，将负球面透镜向所需三棱镜的底的相反方向移心。

例题7-6：需要在右眼产生 $3^{\triangle}$ 底朝内的三棱镜效果，已知右眼镜片是球面透镜，屈光度为+5.00D，求需要移心的量和方向。

解：需要移心的量为：

$$c = \frac{P}{F} = \frac{3}{5} = 0.6\ (\text{cm})$$

正球面透镜移心方向与所需三棱镜的底的方向一致，因此需要将透镜光心向内移位0.6cm。

例题7-7：需要在左眼产生 $4^{\triangle}$ 底朝上的三棱镜效果，已知左眼镜片是球面透镜，屈光度为-5.00D，求需要移心的量和方向。

解：需要移心的量为：

$$c = \frac{P}{F} = \frac{4}{5} = 0.8\ (\text{cm})$$

负球面透镜移心方向与所需三棱镜的底的方向相反，因此需要将透镜光心向下移位0.8cm。

例题7-8：需要在右眼同时产生 $4^{\triangle}$ 底朝内和 $5^{\triangle}$ 底朝上的三棱镜效果，已知右眼镜片是球面透镜，屈光度为-5.00D，求需要移心的量和方向。

解：需要移心的量为：

$$c_H = \frac{P_H}{F} = \frac{4}{5} = 0.8\text{cm}$$

$$c_V = \frac{P_V}{F} = \frac{5}{5} = 1.0\text{cm}$$

负球面透镜移心方向与所需三棱镜的底的方向相反，因此需要将透镜光心向外移位0.8cm，且向下移位1.0cm。

# 第三节　圆柱面透镜的棱镜效果

## 一、计算圆柱面透镜上任一点的棱镜效果

和球面透镜类似，圆柱面透镜也可以看作无数三棱镜的组合。正圆柱面透镜由无数底朝向柱轴的三棱镜组成，负圆柱面透镜由无数底远离柱轴的三棱镜组成，而在柱轴方向，由于前后平行，因此无棱镜效果。

圆柱面透镜上任一点的棱镜效果仍使用公式 $P = cF$ 计算。$c$ 为该点至柱轴的垂直距离，单位为 cm；$F$ 为圆柱面透镜屈光度，单位为 D。

正圆柱面透镜和负圆柱面透镜见图7-5。

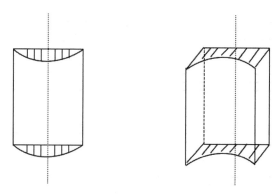

**图 7-5 正圆柱面透镜和负圆柱面透镜**

例题 7-9：求右眼通过 +3.00DC×90 透镜的光心下方 0.5cm（A 点）处视物时产生的棱镜效果。

解：如图 7-6 所示。

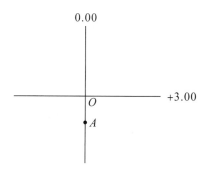

**图 7-6 +3.00DC×90 透镜的下方 0.5cm 处的棱镜效果**

$$P = cF = 0.5 \times 0 = 0$$

因此，柱轴上任一点均无棱镜效果。

例题 7-10：求右眼通过 -5.00DC×90 透镜的光心内侧 0.8cm（A 点）处视物时产生的棱镜效果。

解：如图 7-7 所示。

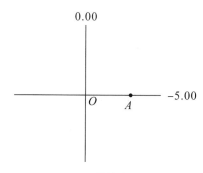

**图 7-7 -5.00DC×90 透镜的内侧 0.8cm 处的棱镜效果**

$$P = cF = 0.8 \times 5 = 4^{\triangle}$$

因此，该点处产生的棱镜效果为 $4^{\triangle}$ 底朝内。

例题 7-11：求右眼通过-4.00DC×30 透镜的光心上方 1cm 且偏内侧 0.8cm（A点）处视物时产生的棱镜效果。

解：如图 7-8 所示。

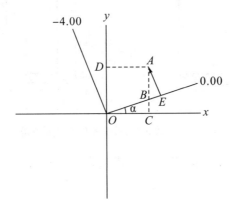

图 7-8  -4.00DC×30 **透镜的上方** 1cm **且偏内侧** 0.8cm **处的棱镜效果**

$$BC = OC\tan\alpha = 0.8\tan 30° = 0.46 \text{（cm）}$$
$$AB = AC - BC = 1 - 0.46 = 0.54 \text{（cm）}$$
$$AE = AB\cos\alpha = 0.54\cos 30° = 0.54 \times 0.87 = 0.47 \text{（cm）}$$
$$P = cF = AE \times F = 0.47 \times 4 = 1.88^{\triangle}$$
$$底朝向 = 90° + 30° = 120°$$

因此，本例中通过透镜的光心上方 1cm 且偏内侧 0.8cm 处视物时产生的棱镜效果为 $1.88^{\triangle}$，底朝向 120°。

也可以把产生的三棱镜分解到水平和垂直两个方向（图 7-9）。

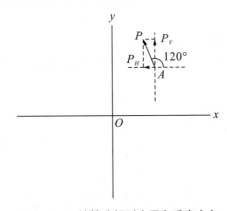

图 7-9  **三棱镜分解到水平和垂直方向**

$$P_V = P\cos(120° - 90°) = 1.63^{\triangle} 底朝上$$
$$P_H = P\sin(120° - 90°) = 0.94^{\triangle} 底朝外$$

因此，本例中通过透镜的光心上方 1cm 且偏内侧 0.8cm 处视物时产生的棱镜效果也可以记为 $1.63^{\triangle}$ 底朝上和 $0.94^{\triangle}$ 底朝外。

## 二、圆柱面透镜的"剪刀运动"

由于圆柱面透镜的柱轴位置无棱镜效果，而透镜周边，随着偏离柱轴的距离增加，三棱镜效果也逐渐增加，因此，当圆柱面透镜的柱轴与"十"字线中某条线平行时，看到"十"字线的两条线依然互相垂直，但当旋转圆柱面透镜时，会看到"十"字线的两条线随之旋转，表现为"剪刀运动"。

正圆柱面透镜和负圆柱面透镜的"剪刀运动"见图 7-10。

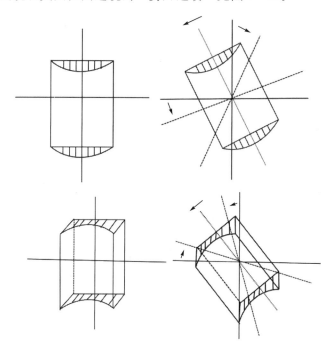

图 7-10　正圆柱面透镜和负圆柱面透镜的"剪刀运动"

# 第四节　球柱面透镜的棱镜效果

球柱面透镜等于一个球面透镜与一个圆柱面透镜的组合，或者等于两个圆柱面透镜的组合。因此，运用前面的计算方法同样可以求出球柱面透镜上某一点的棱镜效果。下面举例说明。

例题 7-12：求左眼通过 +7.00DS/+3.00DC×90 透镜的光心上方 1.2cm 且偏外侧 0.6cm 处视物时产生的棱镜效果。

解：

方法一：可以把球柱面透镜看作 +7.00DS 球面透镜和 +3.00DC×90 圆柱面透镜的组合。球面透镜在该处产生的棱镜效果为：

$$P_{SH} = 0.6 \times 7 = 4.2^{\triangle} \text{底朝内}$$

$$P_{SV}=1.2\times7=8.4^{\triangle}底朝下$$

圆柱面透镜在该处产生的棱镜效果为：

$$P_{CH}=0.6\times3=1.8^{\triangle}底朝内$$

总合水平棱镜效果为：

$$P_H=P_{SH}+P_{CH}=4.2+1.8=6.0^{\triangle}底朝内$$

总合垂直棱镜效果为：

$$P_V=P_{SV}=8.4^{\triangle}底朝下$$

方法二：可以把球柱面透镜看作一个+7.00DC×180 圆柱面透镜和一个+10.00DC×90 圆柱面透镜的组合。

$$P_H=0.6\times10=6.0^{\triangle}底朝内$$

$$P_V=1.2\times7=8.4^{\triangle}底朝下$$

两种方法均可得到同样的结果。

例题 7-13：求右眼通过-5.00DS/-3.00DC×30 透镜的光心上方 1cm 且偏外侧 1.5cm（A 点）处视物时产生的棱镜效果（图 7-11）。

解：

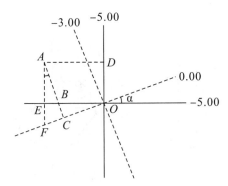

图 7-11 -5.00DS/-3.00DC×30 **透镜的光心上方 1cm 且偏外侧 1.5cm 处的棱镜效果**

可将球柱面透镜分解为-5.00DS 球面透镜和-3.00DC×30 圆柱面透镜，先计算球面透镜在 A 点处的棱镜效果：

$$P_{SH}=c_HF_S=1.5\times5=7.5^{\triangle}底朝外$$

$$P_{SV}=c_VF_S=1\times5=5^{\triangle}底朝上$$

再计算圆柱面透镜在 A 点处的棱镜效果，因为 $\alpha=30°$，$AE=1cm$，$EO=1.5cm$，所以：

$$EF=EO\tan\alpha=1.5\tan30°=0.866（cm）$$

$$AF=AE+EF=1+0.866=1.866（cm）$$

$$AC=AF\cos30°=1.866\cos30°=1.616（cm）$$

$$P_C=cF_C=AC\cdot F_C=1.616\times3=4.848^{\triangle}底朝120°$$

将圆柱面透镜产生的三棱镜分解到水平和垂直方向（图 7-12）。

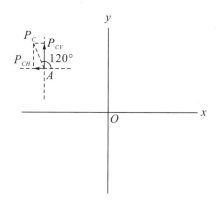

**图 7-12　将圆柱面透镜产生的三棱镜分解到水平和垂直方向**

$$P_{CH} = P_C \sin(120° - 90°) = 4.848 \times 0.5 = 2.42^{\triangle} 底朝外$$
$$P_{CV} = P_C \cos(120° - 90°) = 4.848 \times 0.866 = 4.20^{\triangle} 底朝上$$

因此，$A$ 点处的水平和垂直总合棱镜效果分别为：

$$P_H = P_{SH} + P_{CH} = 7.5 + 2.42 = 9.92^{\triangle} 底朝外$$
$$P_V = P_{SV} + P_{CV} = 5 + 4.20 = 9.20^{\triangle} 底朝上$$

为了便于计算，可对上述计算进行归纳整理，推导出一个适用于各种情况的公式。由于左右眼的内侧和外侧相反，为了使推导出的公式同样适用于双眼，必须对各数值的符号做一些限定。

以 $x-y$ 坐标定位 $A$ 点的位置，$x$ 表示 $A$ 点的水平移心距离，$y$ 表示 $A$ 点的垂直移心距离，单位均为 cm。$A$ 点在光心的鼻侧，$x$ 为正；$A$ 点在光心的颞侧，$x$ 为负。$A$ 点在光心的下方，$y$ 为正；$A$ 点在光心的上方，$y$ 为负。$\alpha$ 为柱轴的轴向角度，对于右眼，$\alpha$ 与柱镜的柱轴相同。对于左眼，$\alpha$ 为 180° 减去柱轴的度数。

$A$ 点处的水平总合棱镜效果为：

$$P_H = xF_S + F_C(y\sin\alpha\cos\alpha + x\sin^2\alpha)$$

如果计算出的 $P_H$ 为正，则底朝外；如果 $P_H$ 为负，则底朝内。

$A$ 点处的垂直总合棱镜效果为：

$$P_V = yF_S + F_C(y\cos^2\alpha + x\sin\alpha\cos\alpha)$$

如果计算出的 $P_V$ 为正，则底朝上；如果 $P_V$ 为负，则底朝下。

用公式法计算例题 7-13，分别将数值代入以上公式计算可得：

$$
\begin{aligned}
P_H &= xF_S + F_C(y\sin\alpha\cos\alpha + x\sin^2\alpha) \\
&= -1.5 \times (-5) - 3 \times (-1\sin30°\cos30° - 1.5\sin^2 30°) \\
&= 7.5 - 3 \times (-0.433 - 0.375) \\
&= 9.92^{\triangle}
\end{aligned}
$$

$$
\begin{aligned}
P_V &= yF_S + F_C(y\cos^2\alpha + x\sin\alpha\cos\alpha) \\
&= -1 \times (-5) - 3 \times (-1\cos^2 30° - 1.5\sin 30°\cos 30°) \\
&= 5 - 3 \times (-0.75 - 0.65) \\
&= 9.20^{\triangle}
\end{aligned}
$$

由于 $P_H$ 和 $P_V$ 为正，因此底分别朝外和朝上。通过公式计算，可快速得到和前面相同的结果。

## 主要参考文献

[1] 瞿佳，陈浩. 眼镜学 [M]. 3 版. 北京：人民卫生出版社，2017.

（董光静）

## 【课后练习题】

1. 欲在+8.00DS 的右眼镜片上产生 4△底朝外的三棱镜效果，求移心的方向和量。

2. 一处方为 OD−5.25DS/−2.50DC×90，当眼睛通过光心下方 0.4cm 偏外 0.3cm 处的一点阅读时，求所产生的棱镜效果。

3. 求右眼通过+6.50DS/−2.00DC×120 透镜的光心上方 0.9cm 且偏外侧 1.2cm 处视物时产生的棱镜效果。

# 第八章 磨制成形后镜片的大小和视场

## 第一节 镜片的大小

镜片大小的测量对于正确定制镜片和解决配镜中的实际问题是非常重要的。镜片大小的测量方法有多种，最常用的有基准线法（datum system）和方框法（box system）。基准线法是较早用于测量镜片大小的方法，曾是英国测量镜片和镜框的标准方法，后来逐渐被方框法代替。现在大多数的生产厂家、实验室和视光师测量镜片大小时采用方框法。镜框大小的测量也是如此。

### 一、基准线法

平分镜片最高和最低两边水平切线中间的水平线称为基线（datum line）。基线用于测量镜片大小。基线中点称为透镜的基心（datum center），一般用 $C$ 来表示，为基准线法的中心参考点。通过基心的垂直线称为基线高（mid-datum depth）。

镜片的大小可用镜片的基线尺寸（datum lens size）来表示，即以基线长度和基线高度来表示（$DD' \times EE'$），单位为 mm。基准线法见图 8−1。

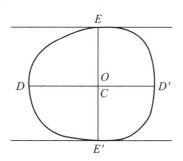

图 8−1 基准线法

如果所开配镜处方未注明移心或棱镜效果，则标准光心位置（standard optical center position，O 点）就位于通过基心的垂线上。它离 $C$ 点的距离则视处方的惯例而定，有些规定 O 点应在 $C$ 点上方 1.5mm 处，而有些规定则是 O 点在 $C$ 点上方 3mm 处。

## 二、方框法

方框法（图8-2）在基准线法的基础上改良而来。该法保留了基准线法中镜片最高和最低两边水平切线，增加了两条垂直切线，四条切线形成了一个矩形。镜片的大小以其外切矩形来表示，即以外切矩形的水平尺寸 $l$ 和垂直尺寸 $h$ 来表示，写法为 $l \times h$。两者的尺寸均应量至边的最外缘，如镜片磨成倒角边时，就应量至角尖。水平尺寸现在通常用来指镜片尺寸（lens size）。

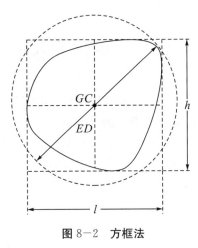

图8-2　方框法

矩形的中心称为镜片的几何中心（geometrical center，GC），位于外切矩形水平中线和垂直中线的交点，为方框法的中心参考点。镜片光学中心的位置或者三棱镜参考点的位置就是相对于几何中心而言的。

有效直径（effective diameter，ED）是几何中心到最远的镜片边缘或者镜框内缘距离的两倍。当镜片的光学中心放置在镜框几何中心处时，有效直径可用于确定所需要的镜片毛坯的最小尺寸。

## 三、片形差

基线长度和基线高度之差，或者外切矩形水平尺寸和垂直尺寸之差，称为片形差（shape difference），用来表示镜片的形状。一些镜片系列的不同片形就是以片形差来表示的。基线尺寸片形差为 $DD'-EE'$，如基线片形差 44 椭圆－4 表示基线尺寸为 44mm×40mm，44 椭圆－9 表示基线尺寸为 44mm×35mm。外切矩形片形差为 $l-h$。片形差为0，表示镜片的形状为圆形。片形差越大，矩形就越明显。

# 第二节　镜片的视场

通过镜片所能看到的范围称为镜片的视场，一般以角度来表示，也就是通过透镜能看到的最大角度范围。镜片的视场分为中心视场（macular field of view）和周边视场（peripheral field of view）。中心视场是眼球转动时通过镜片所能看到的空间范围。周边视场是眼睛静止在第一眼位时通过镜片所能看到的空间范围。

空镜框相对于眼球旋转中心的张角称为表观中心视场（apparent macular field of view）。表观中心视场仅与镜框的大小和位置有关。透镜的有效直径相对于眼球旋转中心共轭点的张角称为实际中心视场（real macular field of view）。实际中心视场除与镜片的大小、位置有关，还与镜片的屈光力有关。正透镜将原对应于框架的张角减小，负透镜将原对应于框架的张角增大。

如果表观中心视场为 $2\phi$，实际中心视场为 $2\phi'$，镜片半径为 $y$（单位为 mm），透镜至眼球旋转中心 $R$ 的距离为 $s$，透镜至眼球旋转中心像 $R'$ 的距离为 $s'$，见图 8-3。$s$ 的平均值为 +25mm，故其倒数 $S=+40.00D$。

$$\tan\phi=\frac{y}{s}=\frac{yS}{1000}=\frac{40y}{1000}$$

$$\tan\phi'=\frac{y}{s'}=\frac{yS'}{1000}$$

因 $S'=S-F$，所以：

$$\tan\phi'=\frac{y(S-F)}{1000}=\frac{y(40-F)}{1000}$$

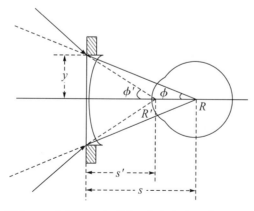

图 8-3　**负透镜的表观中心视场和实际中心视场**

因此，当增加镜片的直径或者减少镜片到眼睛的距离时，会增大镜片的表观中心视场和实际中心视场。当镜片屈光力 $F$ 为正时，实际中心视场小于表观中心视场；当镜片屈光力 $F$ 为负时，实际中心视场大于表观中心视场。镜片的屈光力越大，实际中心视场与表观中心视场的差距就越明显。镜片的中心视场和镜片屈光力的关系见图 8-4。

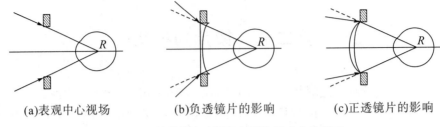

(a)表观中心视场          (b)负透镜片的影响          (c)正透镜片的影响

**图 8-4  镜片的中心视场和镜片屈光力的关系**

空镜框相对于入瞳中心的张角称为表观周边视场（apparent peripheral field of view）。透镜的有效直径相对于入瞳中心共轭点的张角称为实际周边视场（real peripheral field of view）。

如果表观周边视场为 $2\theta$，实际周边视场为 $2\theta'$，镜片半径为 $y$（单位为 mm），透镜至眼入瞳中心 $E$ 的距离为 $l$，透镜至眼入瞳中心像 $E'$ 的距离为 $l'$，见图 8-5。设 $l$ 的平均值为 +13mm，故其倒数 $L = +76.92$D。

$$\tan\theta = \frac{y}{l} = \frac{yL}{1000}$$

$$\tan\theta' = \frac{y}{l'} = \frac{yL'}{1000}$$

因 $L' = L - F$，所以：

$$\tan\theta' = \frac{y(L-F)}{1000}。$$

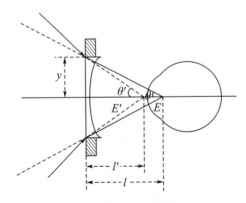

**图 8-5  负透镜的表观周边视场和实际周边视场**

同样，当增加镜片的直径或者减少镜片到眼睛的距离时，会增大镜片的表观周边视场和实际周边视场。当镜片屈光力 $F$ 为正时，实际周边视场小于表观周边视场；当镜片屈光力 $F$ 为负时，实际周边视场大于表观周边视场。镜片的屈光力越大，实际周边视场与表观周边视场的差距就越明显。

配戴正透镜时，实际视场均小于表观视场，两者之间的间隔称为缝隙。在物方空间里，镜片边缘周围存在着这样的环状缝隙，戴镜者不能直接通过镜片或者镜片外观看到其中的物体。因此环状缝隙又称为环形盲区（ring scotoma）。环形盲区在配戴高度数的正透镜时更需注意，如无晶状体眼患者配戴高度数的框架眼镜。当配戴高度数正透镜的戴镜者一直注视正前方时，一物体从周边移动，进入环形盲区后消失，然后在环形盲区的另一侧又出现，像是突然冒出来一样，这种现象称为"jack-in-the-box"现象。

配戴负透镜时，实际视场均大于表观视场，两种视场之间发生重叠，形成环形复视区（ring diplopia）。位于环形复视区的物体会被看成两个。由于环形复视区在周边较远处，它很少被人眼注意到。有时镜框的边缘也可能会遮挡住环形复视区。

例题 8-1：一个屈光度为+5.00D 的镜片，其直径为 45mm，离眼球旋转中心距离为 25mm，求该镜片的实际中心视场与表观中心视场，并做比较。

解：设镜片的实际中心视场与表观中心视场分别为 $2\phi'$ 与 $2\phi$，镜片的半径为 $y$，离眼球旋转中心的距离为 $s$。

$$\tan\phi=\frac{y}{s}=\frac{22.5}{25}=0.9$$

则 $\phi=41.99°$。镜片的表观中心视场 $2\phi$ 为 83.98°。

$$\tan\phi'=\frac{y(40-F)}{1000}=\frac{22.5\times(40-5)}{1000}=0.7875$$

则 $\phi'=38.22°$。镜片的实际中心视场 $2\phi'$ 为 76.44°。

由此可见，当配戴+5.00D 的镜片进行矫正时，中心视场损失 7.54°。

## 主要参考文献

[1] Brooks C W. Essentials of Ophthalmic Lens Finishing [M]. 2nd ed. Saint Louis：Elsevier Health Sciences，2003.

[2] Benjamin W J. Borish's Clinical Refraction [M]. 2nd ed. Saint Louis：Butterworth Heinemann，2006.

（颜月 刘陇黔）

## 【课后练习题】

1. 简述镜片大小测量的基准线法和方框法。

2. 镜片视场有哪些类型？正透镜和负透镜视场的特点是什么？

3. 一个屈光度为−5.00D 的镜片，其直径为 45mm，离眼球旋转中心距离为 25mm，其表观中心视场与实际中心视场分别为多少？

# 第九章  镜片设计

## 第一节  概  述

眼镜对眼睛屈光不正的矫正原则是镜片的后焦点必须与眼的远点相重合。眼睛向正前方注视时所处位置称为原位（primary position）。通过瞳孔中心 $P$ 以及中心凹 $FC$ 的直线称为眼的主线（primary line）。配戴眼镜时眼睛的主线必须通过镜片的光心，即眼睛的主线必须与镜片的主光轴重合。眼镜矫正屈光不正的原理见图 9-1。

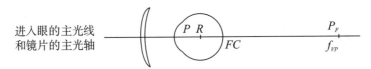

进入眼的主光线和镜片的主光轴

**图 9-1  眼镜矫正屈光不正的原理**

当眼球转动时，以眼球旋转中心 $R$ 为球心，远点的移动形成一个球面，称为远点球面（far point sphere）。远视的远点球面在眼的后方，如图 9-2 所示，近视的远点球面在眼的前方。如图 9-3 所示，镜片与眼球旋转中心的距离为 $s$，眼镜的后焦点必须与眼睛的远点重合，所以远点平面的曲率半径为镜片后表面至眼球旋转中心的距离与镜片后焦距的差，即 $s - f'_v$。

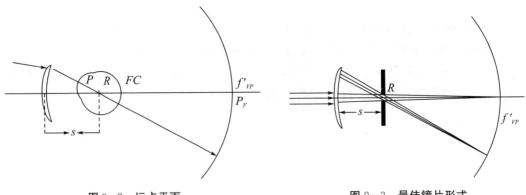

**图 9-2  远点平面**              **图 9-3  最佳镜片形式**

## 一、镜片设计的目的

镜片设计的目的是消除各种像差。眼镜配戴在眼睛前时，通过镜片的光束仅仅一小部分通过眼睛的瞳孔进入眼睛。所以当眼睛通过眼镜视物时，一般仅使用镜片的一小部分。对于单片透镜，能将细小光束折射通过眼球旋转中心 $R$ 而聚焦于远点球面上。由于仅有细小光束进入眼睛，故球差和彗差均很小，可忽略不计。横向色散不超过 0.1，则影响不大，剩下的像差只有像散、视场弯曲、畸变三种。所以一般镜片设计的主要目的是消除像散、视场弯曲、畸变这三种像差。能够将这三种像差减小到最小的镜片形式称为最佳镜片形式（best-form lens）。

但对于高度屈光力的镜片，如 +10.00D 及以上屈光力的镜片，球差将非常严重。使用非球面设计可消除球差。非球面的磨制非常困难，所以比较昂贵。如果使用球面形式，最小球差的形式为交叉透镜，前表面的屈光力为后表面的 6 倍，即 $F_1/F_2=6$。

对于正透镜，这样的透镜形式为双凸透镜，尽管可最大限度地减小球差，但将产生较大的像散和畸变。

## 二、最佳镜片形式

为了获得最佳镜片形式，可考虑以下克服像差的可控制变量。

1. 镜片后顶点至眼球转动中心距离为 $s$。尽管可通过改变 $s$ 来减小像差，但 $s$ 可改变的范围很小，尤其是屈光力较高，应尽量减小 $s$ 来控制眼镜放大率。

2. 镜片厚度：为了美观和减轻重量，同时保持一定强度，镜片厚度必须控制在一定程度，可变性很小。

3. 玻璃折射率：对于既定的材料来说是不可变的。

4. 在总屈光力 $F$ 保持一定值的情况下，可调整面屈光力 $F_1$ 和 $F_2$ 的值。一般来说，获得最佳镜片形式主要通过调整面屈光力。

# 第二节　斜射像散、视场弯曲及远点球面

斜射像散发生于离轴物点发出的光线，通过球面透镜后，形成 Sturm 光锥，即包含两条焦线和最小弥散圆的光束，它的像差的量可用两条焦线的屈光度间距表示。最小弥散圆的大小和对应焦线的长度取决于斜射像散的量和镜片的孔径。包含由物点发出的主光线和光轴的平面称为子午面，包含物点主光线并与子午面相垂直的平面称为弧矢面。由子午面光线形成的焦点称为子午焦点 $T$，位于弧矢面；由弧矢面光线形成的焦点称为弧矢焦点 $S$，位于子午面。斜射像散的量为子午焦点与弧矢焦点之间的屈光度间距。球面透镜的斜射像散见图 9—4。

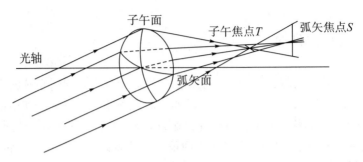

**图 9-4 球面透镜的斜射像散**

当成像的物为一平面时，通过透镜所成的像为一弯曲面，即 Petzval 像面。该弯曲面位于弧矢焦点的位置。当斜射像散存在时，真正的 Petzval 像面并不存在，它只出现在斜射像散已经消除的情形。子午焦点和弧矢焦点理论上均位于 Petzval 像面的同一侧。子午像、弧矢像和视场弯曲的位置关系见图 9-5。

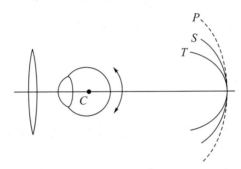

**图 9-5 子午像 ($T$)、弧矢像 ($S$) 和视场弯曲 ($P$) 的位置关系**

平面物体可看作由无数物点组成，每一物点通过透镜后均形成一对子午焦点和弧矢焦点，所有子午焦点组成一个抛物面，所有弧矢焦点构成第二抛物面。子午焦点形成的抛物面较陡，形如杯状。弧矢焦点形成的抛物面较平，形如碟状。杯状和碟状抛物面在光轴处相交。

如果弧矢面上屈光度为 $F_S$，子午面上屈光度为 $F_T$，斜射像散为 $F_T - F_S$，平均斜射屈光度为 $\frac{1}{2}(F_T + F_S)$。平均斜射像散为平均斜射屈光度与镜片后焦点屈光度之差：$\frac{1}{2}(F_T + F_S) - F$。使用三阶近似值，自镜面出射点量起。

由于畸变不影响像的清晰度，镜片设计的重点在于消除像散和视场弯曲。首先可设法消除斜射像散以产生单一 Petzval 像面。该像面的曲率半径为镜片材料屈光指数与镜片后焦长的乘积，即 $-nf'$。

镜片设计的基本原则是使远处物点形成像点于远点球面上。当 $s - f_v' = -nf'$ 时，Petzval 像面与远点球面重合

如果镜片假定为薄透镜，$f_v' = f'$，则 $f' = s/(1-n)$。

$s$、$n$ 不便更改，更改 $f'$ 值可使像点落于远点球面上。如果 $s = 27\text{mm}$，$n = 1.535$，则 $f' = -0.518\text{m}$，$F = -19.37\text{D}$。

所以，当镜片距离眼球旋转中心 27mm 时，除了屈光度为$-19.37$D 的镜片，任何形式的无像散镜片都不能使 Petzval 像面与眼睛的远点球面重合。

远点球面与 Petsval 像面间的屈光度距离（dioptral distance）称为壳样像差（image shell error）。此像差值因入射光线倾斜度增加而增加。

对于远视眼来说，像面的曲率半径大于远点球面的曲率半径，当眼球旋转离开原位时，镜片对其远视将会欠矫，眼睛利用逐渐增加的调节，可迫使 Petzval 像面勉强与远点球面重合。可是对于一位 20.00D 以下的近视者（超过 20.00D，Petzval 像面与远点球面互换位置），像面的曲率半径大于远点球面，当眼球旋转离开原位时，镜片将发生欠矫，而眼睛不能减小调节使 Petzval 像面与远点球面重合，因为此时眼睛已处于完全松弛状态，无法再放松了，从而产生视物模糊。解决的方法为对近视进行轻度过矫，使其在原位使用小量的调节，旋转离开原位时放松调节，可获得清晰的视力。

最佳镜片形式作用原理见图 9-6。

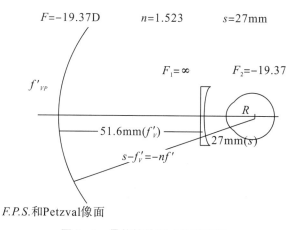

**图 9-6　最佳镜片形式作用原理**

从图 9-6 可以看出，当像面与远点球面重合时，除了前述屈光度$-19.37$D，斜射像散将增加，为此眼镜设计可有不同的选择。

1. 点焦镜片：无斜射像散但有壳样像差。

2. Percival 形式镜片：没有平均斜射误差但有少量斜射像散，即远点球面位于子午焦点和弧矢焦点之间，从而使最小弥散圆落在远点球面上。

3. 以上两种形式的折中方式。

这些形式均为最佳镜片形式。

# 第三节 点焦镜片的原理

## 一、远视力矫正点焦镜片（球面三阶）

产生无斜射像散的球面镜片必须满足的条件为：

$$(n+2) F_2^2 + F_2[2L_2'(n^2-1) - F(n+2)] - 2FL_2'(n-1) + nF^2 + nL_2'^2(n-1)^2 = 0$$

如果眼球旋转中心位于镜片后 27mm（即 $s = l'_2 = 27mm$），以 $L'_2 = +37$，$n = 1.523$ 代入上式得 $F_2$ 的二次方程式：

$$F_2^2 + F_2(27.7-F) - 10.98F + 0.432F^2 + 161.8 = 0$$

由此可得将屈光度为 $F$ 镜片的背面制成 $F_2$ 的物斜射像散的点焦镜片。

$$F_2 = \frac{F}{2} - 13.85 \pm \sqrt{30 - 2.87F - 0.182F^2}$$

当此方程式有实根时，可求屈光度的范围。当方程式判别式为正时，方程式有实根。

$$0.182F^2 + 2.87F - 30 = 0$$

凡能使判别式等于 0 的 $F$ 值，即为此方程式的界限：

$$F = +7.25 \sim -23.00$$

### （一）在范围为 +7.25 D 和 -23.00 D 以内无像散的镜片

1. Ostwalt 形式：取根号前的正号，得较平形式。

$$F_2 = \frac{F}{2} - 13.85 + \sqrt{30 - 2.87F - 0.182F^2}$$

这种形式为现代镜片设计的基本形式。

2. Wollaston 形式：取根号前的负号，得较陡形式。

$$F_2 = \frac{F}{2} - 13.85 - \sqrt{30 - 2.87F - 0.182F^2}$$

这种形式可以消除像散，并且即便有像散，像散也最小。但生产困难，价格昂贵，其圆球状外观不美观，装配和在镜架上固定困难。

最佳形式远光点焦球面镜片的背面屈光度见表 9-1。

表 9-1　最佳形式远光点焦球面镜片的背面屈光度

| 屈光度 $F$ | $F_2$ (Ostwalt DV) | $F_2$ (Wollaston DV) |
|---|---|---|
| +5.00 | -8.02 | -14.68 |
| +3.00 | -7.91 | -16.79 |
| +1.00 | -8.16 | -18.54 |

| 屈光度 $F$ | $F_2$<br>(Ostwalt DV) | $F_2$<br>(Wollaston DV) |
|---|---|---|
| 0.00 | −8.37 | −19.33 |
| −1.00 | −8.63 | −20.07 |
| −5.00 | −10.04 | −22.66 |
| −8.00 | −11.42 | −24.28 |
| −12.00 | −13.67 | −26.03 |
| −15.00 | −15.67 | −27.03 |
| −20.00 | −20.03 | −27.67 |

## （二）非点焦最小斜射像散形式

在 $F$ 界限以外不能获得无斜射像散球面镜片，但可有一最小斜射像散形式。可将像散公式对 $F_2$ 微分之后，使其等于 0 而求之。

$$\frac{\mathrm{d}\,(F_T - F_S)}{\mathrm{d}F_2} = \frac{y^2 F}{n\,(n-1)^2} \left[ 2\,(n+2)\,F_2 + 2L_2'\,(n^2-1) - F\,(n+2) \right] = 0$$

求得最小像散时：

$$F_2 = \frac{F}{2} - \frac{L_2'\,(n^2-1)}{n+2}$$

以 $L_2' = +37$，$n = 1.523$ 代入，则：

$$F_2 = \frac{F}{2} - 13.85$$

例如，一个 +12.00D 的球面透镜最小像散的镜片形式为：$F_2 = \dfrac{12.00}{2} - 13.85 = -7.85\mathrm{D}$。

## 二、近视力矫正点焦镜片

透镜对近处物体所呈现斜射像散误差为 $L_T' - L_S'$。点焦镜片的形式为满足下列公式的条件：

$$(n+2)\,F_2^2 + F_2 \left[ 2\,(L_2'+L)\,(n^2-1) - F\,(n+2) \right] - 2FL_2'\,(n-1) + nF^2$$
$$+ nL_2'^2\,(n-1)^2 - nFL\,(n^2-1) + 2\,(n-1)\,(n^2-1)\,LL'^2 = 0$$

设阅读距离为 1/3m，即 $L = -3.00\mathrm{D}$，$L_2' = +37\mathrm{D}$，$n = 1.523$，代入上式得：

$$F_2^2 + F_2\,(25.46 - F) - 9.27F + 0.423F^2 + 118.4 = 0$$

解方程得：

$$F_2 = \frac{F}{2} - 12.73 \pm \sqrt{43.68 - 3.46F - 0.182F^2}$$

该公式即为近光点焦镜片后表面屈光度求解公式。

如使根号内为 0，可得 $F = +8.75D$ 或 $F = -27.75D$，即为近光无像散镜片的屈光度范围。在此范围内有两种形式能使像散为 0。较平者称为 Ostwalt 近光，较陡者称为 Wollaston 近光。

### 三、Tscherning 椭圆

总屈光度 $F$ 为横坐标，后表面屈光度 $F_2$ 为纵坐标，可得到一个由 Ostwalt 下枝和 Wollaston 上枝构成的椭圆，见图 9-7。内椭圆为远光，外椭圆为近光。该椭圆假定镜片配戴在眼前一定位置（镜片后顶点与眼球旋转中心的距离）、镜片屈光指数一定和厚度一定、视场角一定，如果条件改变，椭圆将扩张或缩小，位置也将发生改变。Tscherning 椭圆显示了无像散镜片的屈光度范围和后表面屈光度的值。

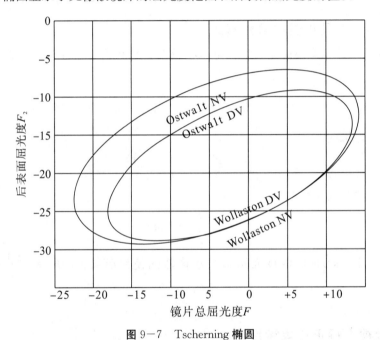

图 9-7  Tscherning 椭圆

# 第四节　镜片成像的畸变

畸变并不影响像的清晰度，只是像的形状不与物的形状完全相同而已。畸变是由物点与光轴的距离不同，所得像点的放大率也不同所致。随着物点与光轴的距离增大，像的放大率增加，将会产生枕形畸变，反之产生桶形畸变。

正透镜一般畸变为枕形，负透镜一般畸变为桶形，见图 9-8，尤其是高度数的镜片，畸变变得明显。使用后表面较陡的镜片形式，可减轻或消除畸变。

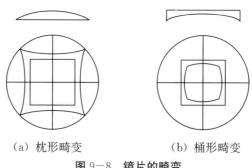

（a）枕形畸变　　　　　（b）桶形畸变

图 9-8　镜片的畸变

对于 Wollaston 形式的镜片，甚至更陡的镜片，如图 9-9 所示，横坐标总的屈光度，左下方线由最小畸变值组成。但太陡的镜片形式没有实际使用价值，同时使像散增加，从而使畸变变成次要的问题。

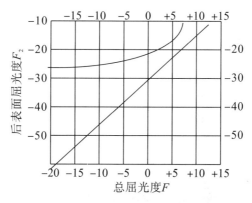

图 9-9　最小畸变的镜片形式

# 第五节　常用镜片的设计类型

随着镜片加工技术的提高和人们对视觉质量的要求增加，以及青少年近视防控的需求增加，市面上出现了一些不同设计类型的镜片。本节主要介绍一些普遍应用于配镜临床的镜片。

## 一、非球面镜片

球面镜片在任意位置的曲率半径是一致的，而非球面镜片的表面曲率半径是连续变化的。由非球面构成的镜片为非球面镜片。镜片的非球面设计可以使镜片更薄、更轻，镜片周边变形较小。球面与非球面镜片成像效果对比见图 9-10。

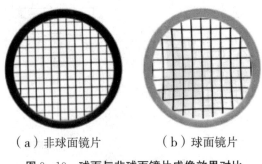

（a）非球面镜片　　　（b）球面镜片

图 9-10　球面与非球面镜片成像效果对比

非球面镜片最初采用两个垂直轴位非球面设计，后来生产出了 8 轴非球面设计和 16 轴非球面设计，近年来有的厂家设计出了 360°轴位非球面设计。非球面镜片有不同的类型，其目的都是减少镜片球面像差，改善镜片的成像质量。

## 二、周边离焦镜片

角膜塑形镜的临床研究证实视网膜周边近视性离焦对近视有一定的防控作用，所以近年来产生了周边离焦镜片。周边离焦镜片的设计原理是镜片中心 9mm 以内是单屈光度数，周边有多个度数不等的正球面透镜。周边离焦镜片设计见图 9-11。

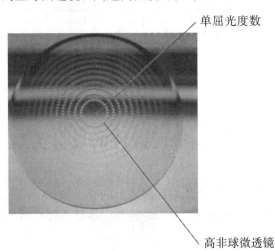

单屈光度数

高非球微透镜

图 9-11　周边离焦镜片设计

周边离焦镜片对配戴者视网膜上成像会造成近视性离焦，对近视起到一定的防控作用。不同厂家生产的镜片周边离焦量是不相同的，随着技术的提高，我们还可以先测量患者视网膜周边的离焦量，然后再来量身定制周边离焦镜片，希望起到更好的近视防控作用。目前周边离焦镜片对近视的防控作用还有待研究。市面上周边离焦镜片的周边离焦量主要是附加正球面透镜，也有一些镜片是附加柱面透镜，这些镜片的近视防控作用因人而异，而且需要不断地探索和改进，其适应证还需要大量的临床研究数据支撑。

### 三、压贴膜透镜和棱镜压贴膜

高度屈光不正患者的框架眼镜还可以选择压贴膜透镜（图9-12）。可以配较低度数或平光的镜片，然后在镜片表面贴一层有屈光度的膜。这种压贴膜透镜的优点是可以减轻重量；缺点是容易发黄，防污效果差且不易清洁，黏附性随着时间增加变弱，影响镜片的清晰度。贴膜时应该注意，膜最里面的环接近镜片的光学中心，需要与低度数镜片的光学中心重合或瞳距所在位置重合，避免产生较大的棱镜效应，影响配戴的舒适度。

当患者需要加较大棱镜度，一般单眼超过6个棱镜度，双眼超过12个棱镜度，通过三棱镜镜片或移心产生三棱镜效应的量远远不够时，选择在平光镜片或有屈光度矫正镜片上压贴三棱镜压贴膜。一般情况下只贴一只眼。其优点是三棱镜的量较大，重量轻等；其缺点是透光率降低，防污效果差。

 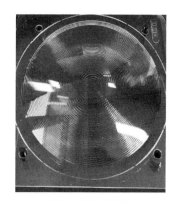

（a）三棱镜压贴膜　　　　　　（b）球镜压贴膜

图9-12　三棱镜压贴膜和球镜压贴膜

## 主要参考文献

[1] 瞿佳，陈浩. 眼镜学［M］. 3版. 北京：人民卫生出版社，2017.
[2] 瞿佳. 眼科学［M］. 北京：高等教育出版社，2009.

（陈涛文）

## 【课后练习题】

1. 影响镜片成像清晰度的主要因素有哪些？
2. 对于框架眼镜、接触镜、透明晶体植入术等矫正屈光不正手段，从成像角度分析，哪种最优？
3. 镜片设计要考虑哪些因素？

# 第十章　高屈光度镜片、缩径镜片和双心镜片

## 第一节　高屈光度镜片

高屈光度镜片由于镜片前后的曲率相差较大，镜片边缘和光心厚度相差很大，所以外观很不美观。如果镜片材料比重较高，整副眼镜将会很重，配戴时对鼻梁的重压使人感到不舒服。为克服这些问题，人们设计了各种特殊的镜片，以改善其光学和工艺特性。

高屈光度正镜片两个面若是选择最佳形式曲率，则显得极凸，因此，往往选用较平坦的形式，但戴上这种镜片后，旁人见戴镜者眼睛感觉大如"牛眼"。例如，将度数为+10.00D的镜片戴于眼前 12mm 处，通过镜片看戴镜者眼睛较实际约大 18%。虽然使用树脂镜片可减轻重量，但由于折射率低，镜片厚度增加。如果用高折射率玻璃镜片，尽管可以减少正透镜的厚度，但所减厚度却在中心部，对外观并无改善，而且无论何种情况，绝大部分高折射率玻璃均较皇冠玻璃更重。正透镜的视场比镜片直径所张之角的视觉视场要小，而且度数越高，视场越小。

圆形镜片的重量可按以下方法计算。图 10-1（a）中的圆形平凸镜片可看作由图 10-1（b）球形帽和圆形柱体构成，球形帽的矢高为 $s$，柱体直径为 $d$，厚度为 $t$，它的重量可通过柱体体积乘以该柱体材料的比重得到。

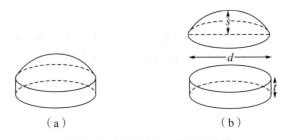

**图 10-1　圆形平凸镜片重量计算**

如果 $d$、$t$ 的单位是 mm，柱体一个面的表面积为 $\pi d^2/400$（$cm^2$），柱体的体积是 $\pi d^2 t/4000$（$cm^3$），此时 $t$ 的单位仍是 mm。如果柱体材料的比重为 $\rho$，则柱体的重量为：

$$T = \rho\,\pi d^2 t/4000 \text{（}cm^3\text{）}$$

例题 10-1：假设柱体面的直径为 40mm，厚度为 5mm，设柱体由皇冠玻璃制成，比重是 2.54g/cm³，求这段柱体的重量。

解：

$$柱体的体积 = \frac{\pi \times 40^2 \times 5}{4000} = 6.28 （cm^3）$$

该柱体的重量 =6.28×2.54=15.96（g）。

如果该柱体材料为高密度火石玻璃（SF70），其比重为 4.33g/cm³，那么其重量为 6.28×4.33=27.21（g），重量比皇冠玻璃增加 70%。如果该柱体由甲基丙烯酸甲酯（perspex）制成，其比重仅为 1.19g/cm³，则其重量为 6.28×1.19=7.47（g），重量比皇冠玻璃减轻 53%。

图 10-1 所示平凸球镜帽（piano-convex spherical cap），其边缘厚度为 0，该片的矢高由 $s$ 表示，表面曲率半径由 $r$ 表示。曲面面积为 $2\pi rs$，体积为 $\frac{1}{3}\pi s^2$（$3r-s$），如果 $r$ 和 $s$ 的单位为 cm，则所得体积的单位为 cm³。

设平凸球镜帽的材料为皇冠玻璃（$n=1.523$），曲面折射力为 +10.00D，则曲面半径为 5.23cm。如果平凸球镜帽的直径为 40mm，其曲面的矢高为 0.398cm，则平凸球镜帽的体积为 $\frac{1}{3}\pi \times 0.398^2 \times$（$3\times5.23-0.398$）=2.54（cm³）。

其重量为体积乘比重，即 2.54×2.54=6.44（g）。如果将该平凸球镜帽体积加上柱体体积（即边缘为 0 的平凸透镜再加上厚度），+10.00D 的凸面再加上 5mm 的厚度，则该透镜的总体积为 6.28+2.54=8.82（cm³），重量为 8.82×2.54=22.40（g）。

至于平凹球镜，其体积为从平面柱体中减去球镜帽（spherical cap）的体积。例如，从 5mm 厚度的柱体中减去 -10.00D 球镜帽体积，从而得到光心厚度为 1.02mm（5-3.98）的 -10.00D 平凹透镜的体积为 6.28-2.54=3.74（cm³），其重量为 3.74×2.54 =9.50（g）。

总而言之，对于具有相同矢高的曲面透镜，或是在柱体体积上加上一透镜帽的体积，或是在柱体体积上减去一透镜帽的体积。对于正或负的新月形透镜，其总体积=前表面帽的体积-后表面帽的体积+作为边缘厚度的柱体体积。

一正新月形透镜，它的面屈光度分别为 +10.00D 和 -4.00D，镜片直径为 50mm，以折射率为 1.523、比重为 2.54g/cm³ 的皇冠玻璃制作，边缘厚度为 2mm。

前表面的曲率半径为 5.23cm，+10.00D 透镜在孔径为 50mm 时的矢高为 0.636cm，则其前表面帽的体积 $=\frac{1}{3}\pi s^2$（$3r-s$）$=\frac{1}{3}\pi \times 0.636^2 \times$（$3\times5.23-0.636$）=6.38（cm³）。后表面的曲率半径为 13.075cm，+4.00D 透镜在 50mm 孔径时的矢高为 0.241cm，其后表面帽的体积 $=\frac{1}{3}\pi \times 0.241^2 \times$（$3\times13.075-0.241$）=2.37（cm³）。边缘厚度的柱体体积 $=\pi d^2 t/4000$=3.93（cm³）。整个透镜的体积=6.38-2.37+3.93=7.94（cm³）。整个透镜的重量=7.94×2.54=20.17（g）。

图 10-2 比较四种不同材料制成的透镜在其直径为 45mm 时的重量，它们的比重为：

眼镜皇冠玻璃 2.54g/cm³、高密度火石玻璃（SF70）4.33g/cm³、钛氧玻璃 2.99g/cm³、CR－39 树脂 1.32g/cm³。

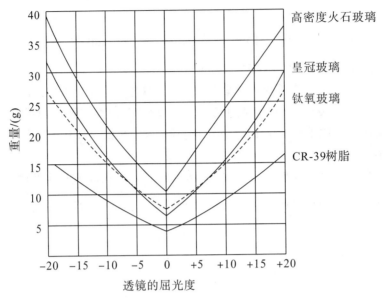

**图 10－2　不同材料制成的透镜在直径为 45mm 时的重量**

至于高屈光度负镜片，其边均较厚，如果用折射率高的玻璃可以减少边的厚度。表 10－1 所示为四种由不同材料制成的－16.00D 镜片，以及其各自的曲率半径、磨片时所需的标准磨盘屈光度和边缘厚度。CR－39 树脂的光心厚度较大是因为其强度较低。曲率半径由 $\dfrac{1000\,(n-1)}{16}$ 求得。

**表 10－1　四种不同材料制成的－16.00D 镜片**

| 材料 | 折射率 | 曲率半径（mm） | 所需标准磨盘的屈光度 | 边缘厚度（mm） |
|---|---|---|---|---|
| CR－39 树脂 | 1.500 | 31.25 | －16.74D | 8.74 |
| 皇冠玻璃 | 1.523 | 32.69 | －16.00D | 7.63 |
| 高密度火石玻璃 | 1.654 | 40.88 | －12.80D | 6.03 |
| 钛氧玻璃 | 1.701 | 43.81 | －11.94D | 5.63 |

值得注意的是，高折射率玻璃性能不稳定，表面光泽较差，而且由于它具有较高的色散力（high dispersive power），因而色像差较为严重，因镜片内反射，还将产生镜度圈（power rings）现象（目前应用表面抗反射膜技术可消除）。

# 第二节　缩径镜片

可以想象，减小透镜的直径可使正透镜的光心厚度变小，负透镜的边缘厚度变小，

图 10-3 中的-16.00DS 镜片由皇冠玻璃制成，其直径为 40mm，假设透镜的直径减小到 20mm，则其光心厚度仅 0.6mm，边缘厚度仅 2.17mm，然后将该减小的-16.00DS镜片胶合于直径为 40mm 的平板承载镜片（plano carrier lens）上，使得透镜仅在中心部分具有有效折射力，从而制成较美观和较轻的镜片。采用这种方法减小孔径的透镜称为缩径镜片（lenticular lens），现已有多种小孔径镜片用来改善高屈光度正、负镜片的性能。这种透镜的中央部分为眼镜处方所在，称作缩径孔径（aperture of the lenticular），周围部分称作边缘。戴镜者不需要利用边缘部分看东西，边缘部分仅是缩径孔径的承载而已。

缩径镜片的原理见图 10-3。

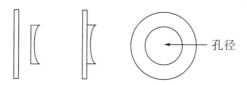

孔径

**图 10-3 缩径镜片的原理**

缩径镜片的设计对于高屈光度负镜片来说具有特别意义，不仅大部分这类镜片的设计均能在工厂由一般机器磨出，而且这类眼镜所得到的实际视场要比表观视场大得多。由前面的章节可知，镜片装于眼球旋转中心前 25mm 的视场为：

$$\tan\theta = \frac{y\,(40-F)}{1000}$$

式中，$\theta$ 为实际视场角的一半，一片-20.00D、镜径 24mm 的缩径镜片，其视场为 $2\theta$，则：

$$\theta = \arctan\left[\frac{12 \times (40+20)}{1000}\right] = \arctan 0.72 = 35.75°$$

可见视场 $2\theta = 71.5°$，这一视场相当于眼球旋转中心前 25mm 处、直径 36mm 的平面镜的视场，也相当于屈光度为+10.00D、镜片直径为 48mm 的视场。从以上内容可以看出，对于高度近视眼，采用缩径镜片很有好处。

如图 10-4 所示，将一般全镜径镜片"变平"（flattening）到仅剩 1/3 弧，就可以产生许多种缩径镜片形式，边缘部分也可以通过抛光而变得美观，而且"变平"的程度可以随意增减变化。也就是说，任何大小的镜径都可以产生。边缘厚度和镜径之间的关系极为重要，这将在后面讨论。

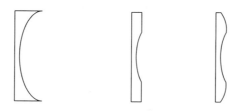

**图 10-4 负缩径镜片**

"变平"的缩径镜片如图 10-5 所示，它是由一凸面磨盘磨出一较深凹面，从而获得所需的镜径和边缘厚度，镜径的大小可以任意选择，但一般多为 30mm。当边缘部分被球面工具磨出并抛光后，镜径即如图 10-5 所示为一圆形。如果用柱面或环曲面工具，也可磨出任意大小的椭圆。这种缩径镜片的主要缺点为边缘部分正面的反射，但应用镀抗反射膜的方法可完全消除这种反射。

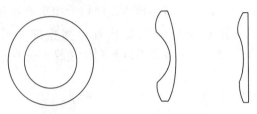

图 10-5 "变平"的缩径镜片

为得到处方规定的镜径和边缘厚度，研磨边缘部分的磨片工具所需的屈光度计算如下。

由图 10-6 可知，合适的镜径 $a$、未切片直径 $d$ 和一定的边缘厚度 $e$，往往取决于凸弧 $M$。如果减小 $M$ 的曲率，同时令 $d$ 不变，则必增加边缘厚度 $e$；或令 $e$ 不变，则必减小镜径 $a$。如果增加 $M$ 的曲率，则结果恰恰相反。

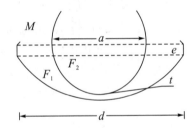

图 10-6 边缘部分磨片工具的屈光度计算

从图 10-6 的几何关系，可以建立以下等式：

相对于 $d$ 径的 $M$ 矢高－相对于 $a$ 径的 $M$ 矢高＋相对于 $d$ 径的 $F_1$ 矢高＋$e$＝相对于 $a$ 径的 $F_2$ 矢高＋$t$

上式中 $M$ 为磨制镜片边缘部分磨具的屈光度，现将上式移项，整理如下：

相对于 $d$ 径的 $M$ 矢高－相对于 $a$ 径的 $M$ 矢高＝相对于 $a$ 径的 $F_2$ 矢高－相对于 $d$ 径的 $F_1$ 矢高－（$e-t$）

上述公式可通过计算或查透镜厚度表（又称矢高表）得出结果。

例题 10-2：要产生下列"变平"的缩径镜片，试计算出所需的边缘部分磨具屈光度。

$Rx$ －20.00D，未切片直径 $d$＝50mm；$F_1$＝＋3.00D，光心厚度 $t$＝0.6mm；$F_2$＝－23.00，边缘厚度 $e$＝2.6mm；$a$＝28mm。

将数据代入上述公式，然后计算方程式右边：

相对于 $a$ 径的 $F_2$ 矢高－相对于 $d$ 径的 $F_1$ 矢高－（$e-t$）＝28mm 镜径时 23.00D 的矢高－50mm 镜径时 3.00D 的矢高－（2.6－0.6）

通过计算或查矢高表得出：4.82－1.8－2＝1.02（mm）。

其 $M$ 的概值可求之如下：

$$M \approx \frac{4000x}{d^2 - a^2} = \frac{4000 \times 1.02}{50^2 - 28^2} = +2.38\text{D}$$

查矢高表得知曲率2.50D相对于50mm和28mm镜径相差1.04mm，即为将边缘部分"变平"所需选用的磨片工具。

另外，也可通过 $M$ 的概略公式 $s = \frac{y^2 F}{1000}$ 计算。将此式（第六章已述）代入图10-6的关系式：

相对于 $d$ 径的 $M$ 矢高－相对于 $a$ 径的 $M$ 矢高＝相对于 $a$ 径的 $F_2$ 矢高－相对于 $d$ 径的 $F_1$ 矢高－（$e-t$）

得 $\frac{\left(\frac{d}{2}\right)^2}{1000} M - \frac{\left(\frac{a}{2}\right)^2}{1000} M = \frac{\left(\frac{a}{2}\right)^2}{1000} F_2 - \frac{\left(\frac{d}{2}\right)^2}{1000} F_1 - (e-t)$。

即：

$$M = \frac{a^2 F_2 - d^2 F_1 - 4000 (e-t)}{d^2 - a^2}$$

将本例题数值代入：

$$M = \frac{28^2 \times 23 - 50^2 \times 3 - 4000 (2.6-0.6)}{50^2 - 28^2} = 1.50\text{D}$$

该结果较前述的较精确计算结果浅约1.00D，如果用1.50D磨片工具，又保持所需镜径，则磨出的边缘厚度为3.2mm，而不是2.6mm。

以上是假设缩径镜片处方中含有浅的凸基弧，但有时会选双平凹型或双凹型。当镜片的一面屈光度为0，$F_1$矢高为0时，则取得所需镜径和边缘厚度的边缘部分磨具屈光度 $M$ 由下式求出：

$$M = \frac{a^2 F - 4000 (e-t)}{d^2 - a^2}$$

式中，$F$ 为镜片的总屈光度。

若一面为浅凹型，则下式易成立：

相对于 $d$ 径的 $M$ 矢高－相对于 $a$ 径的 $M$ 矢高＝相对于 $a$ 径的 $F_2$ 矢高＋相对于 $d$ 径的 $F_1$ 矢高－（$e-t$）

$$M = \frac{a^2 F_2 + d^2 F_1 - 4000 (e-t)}{d^2 - a^2}$$

式中，$d^2 F_1$ 项的符号为正。

当处方中含有柱面成分时，则必须注意保持正确的边缘厚度。如果所规定的边缘厚度就是镜片的薄边厚度，则有以下关系式：

正基弧环曲面，则令 $F_1$＝正交弧。

$\infty/+$，球柱面，则令 $F_1$＝柱面弧。

$\infty/-$，球柱面，则令 $F_1$＝0。

负基弧环曲面，则令 $F_1$＝基弧。

由以上内容可看出，$F_1$ 总是相当于镜片正面的最凸弧或最浅的凹弧。

## 一、椭圆磨平缩径镜片（oval aperture flattened lenticulars）

上述方法还可用于求出磨制任何尺寸镜径为椭圆的柱面或环曲面工具，只不过必须计算两个 $M$ 值，一个沿水平方向，一个沿垂直方向，此时两个 $M$ 值也代表所需工具的基弧和正交弧。平凹柱面缩径镜片见图 10-7。

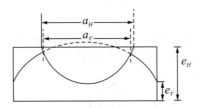

**图 10-7　平凹柱面缩径镜片**

试计算磨出下述平凹形式的缩径镜片所需的边缘部分磨片工具的屈光度，假定所使用的磨片工具为平柱面。

例题 10-3：-15.00DS 椭圆缩径片，镜径为 34×28mm，光心厚度 0.6mm，未切片直径 48mm，求垂直和水平子午线的边缘厚度。

由图 10-7 的几何关系得：

相对于 $a$ 径的 $M$ 矢高＝相对于 $a_H$ 径的 $F_2$ 矢高－相对于 $a_V$ 径的 $F_2$ 矢高

$e_H$＝相对于 $a_H$ 径的 $F_2$ 矢高＋$t$

$e_V$＝相对于 $a_H$ 径的 $F_2$ 矢高＋$t$－相对于 $d$ 径的 $M_V$ 矢高＝$e_H$－相对于 $d_V$ 径的 $M_V$ 矢高

因此，相对于 28mm 半径的 $M_V$ 矢高＝相对于 34mm 径的 15.00 矢高－相对于 28mm 径的 15.00 矢高＝4.43－2.93＝1.5（mm）。

$$M_V = +8.00DC \times 180$$

这种平凸柱面工具可磨出所需的椭圆镜径。

$e_H$＝相对于 34mm 半径的 +15.00 矢高＋0.6＝4.43＋0.6＝5.03（mm）

$e_V$＝$e_H$－相对于 48mm 半径的 8.00 矢高＝5.03－4.56＝0.47（mm）

必须求出未切片垂直径端的边缘厚度，使切割后有足够厚度，必要时，可增加光心厚度以增加边缘厚度。

## 二、边部平光缩径镜片（plano-flattened lenticulars）

如果边缘部分磨片工具的曲率与镜片正面（或正面基弧）曲率一样，符号相反，即可获得边部为平光或平柱面的平光缩径镜片。戴上这类眼镜后，因眼的周围不会被放大，所以看起来较为美观。但这种镜片为了获得适度的薄边，缩径镜片的直径就不得不减小，一般为 24mm 左右。边缘厚度与镜径的关系由图 10-8 可以看出。

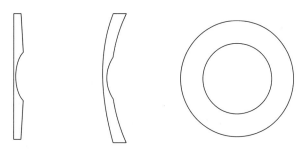

**图 10-8　边部平光缩径镜片**

若缩径镜片为平凹形，则：

$$e = 相对于\ a\ 径的\ F\ 矢高 + t$$

如果正面为浅凸面，

$e =$ 相对于 $a$ 径的 $F_2$ 矢高 — 相对于 $d$ 径的 $F_1$ 矢高 + 相对于 $d$ 径的 $M$ 矢高 — 相对于 $a$ 径的 $M$ 矢高 + $t$

注意：当 $M = F_1$，即相对于 $d$ 径的 $F_1$ 矢高 = 相对于 $d$ 径的 $M$ 矢高时：

$$e = 相对于\ a\ 径的\ F_2\ 矢高 - 相对于\ a\ 径的\ M\ 矢高 + t$$

例如，将屈光度为 -15.00D 镜片制成平光缩径镜片，其镜径为 24mm，未切片直径为 50mm，光心厚度为 0.6mm。如采用平凹形，边缘厚度为 2.73mm；如果采用基弧为 3.00D 的新月形，边缘厚度则为 2.78mm。显然，增加镜径则将增加边缘厚度，但如前所述，高度近视者采用较小镜径的缩径镜片并无太大的不方便。

## 三、整体缩径镜片（solid lenticulars）

整体缩径镜片见图 10-9，可由玻璃或塑胶制成。小透镜镜片的突起高度与小透镜的屈光度有关。对于镜径为 28mm 的玻璃小透镜而言［图 10-9（a）］，突起高度 = 相对于 28 径的 $F_2$ 垂度 —（$e - t$）。例如，屈光度为 -20.00D，边缘厚度为 1.8mm，光心厚度为 0.6mm，突起高度则为 2.86mm。图 10-9（c）由塑胶制成，其背面边部曲率为 -2.50D。对于该透镜，还可将较高的棱镜度加上，不会影响外观［图 10-9（b）］，除小透镜边突出外，其余部分看不出有厚度差异。

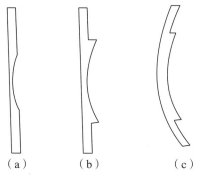

（a）　　　　（b）　　　　（c）

**图 10-9　整体缩径镜片**

### 四、正缩径镜片

高屈光度正镜片不可避免地要损失一部分周边视场，由视场公式 $\tan\theta = y$（$S-F$）/1000 可知：$\theta$（半视场）随 $y$ 或（$S-F$）的减小而变小。当镜径的大小和屈光度（$y$ 和 $F$）固定后，剩下的变量即为 $S$（镜片至眼睛的屈光度距离）。当镜片至眼的距离减少时，$S$ 则增大。一般均假定镜片至眼球旋转中心的平均距离为 25mm，这时 $S$ 为 +40.00D。将镜片向眼移近 5mm，$S$ 增至 +50.00D，因而使（$S-F$）大为增加。为不影响视力，当正镜片向眼移近时，镜片的度数需相应增加。原先位于眼球旋转动中心前 25mm 的 +10.00DS 镜片如果移近至 20mm，其度数应相应增至 +10.50DS，所以（$S-F$）增加 +9.50D，而非 +10.00D，这一少量屈光度增加在此无关紧要。

由以上内容可知，正缩径镜片应尽可能靠近眼睛配戴，只需留出睫毛活动空间即可，以便获得适当的视场。

### 五、胶合凸面缩径镜片（cemented convex lenticulars）

最简单的正缩径镜片只是将一小的边缘锐利的"钮扣"状凸透镜胶合在平光承载片（afocal carrier lens）上。"钮扣"大小可任意选择，一般直径为 30mm。如处方需加柱面，可磨于承载片的无胶合面上。"钮扣"应力求薄如刀刃，但很难做到，有时需稍加打磨以成正圆形。

胶合凸面缩径镜片见图 10−10。

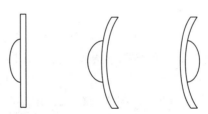

**图 10−10　胶合凸面缩径镜片**

### 六、整体凸面缩径镜片（solid convex lenticulars）

整体凸面缩径镜片由玻璃或塑胶制成，其磨制方法与双光镜相同。标准的玻璃凸面缩径镜片［图 10−11（a）］的镜径为 28mm，任何柱面成分均以负基弧环曲面形式加上。

整体凸面缩径镜片见图 10−11。

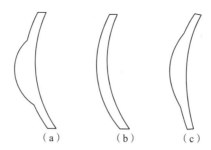

（a）　　　　　（b）　　　　　（c）

图 10-11　**整体凸面缩径镜片**

图 10-11（b）所示为"低屈光度整体凸面缩径镜片"的侧面观，该项设计是为克服现代全径正透镜的边缘厚度问题。34mm 缩径镜磨于镜片的背面，边缘部分曲面为－8.00DS，中央部分曲面为－3.00DS，两者相差仅 5.00DS，分界线不明显。设处方为＋6.00DS／＋1.00DC，如果用上述设计，其正面屈光度为＋9.00DC／＋10.00DC。

假定透镜为"薄"形，则边部屈光度为＋1.00DS／＋1.00DC。

图 10-11（c）所示为塑胶凸面缩径镜片。

## 七、熔合凸面缩径镜片（fused convex lenticulars）

将高折射率玻璃所制的缩径镜片熔合于皇冠玻璃承载片上，即形成相当美观的镜片。尽管由于玻璃折射率高增加重量，但由于透镜的曲率可减小，因此镜片的重量仍较全径镜片为轻。

熔合凸面缩径镜片见图 10-12。

熔合凸面缩径镜片的结构见图 10-13。

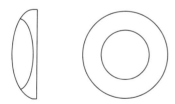

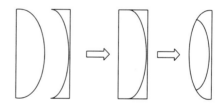

图 10-12　**熔合凸面缩径镜片**　　　图 10-13　**熔合凸面缩径镜片的结构**

熔合凸面缩径镜片的原理如下：

例如要制出＋11.00DS 镜片，使用折射率为 1.52 的皇冠玻璃和折射率为 1.65 的密钡皇冠玻璃，镜片的形式为平凸。现应用屈光度为－4.00D 的工具磨皇冠玻璃毛坯（假定工具针对 1.52 玻璃所设计），应用＋4.00D 工具磨密钡皇冠玻璃毛坯。

将磨好的两个面密切结合，然后加热熔合成一整体毛坯，熔合面的曲率半径＝520÷4＝130（mm），该曲率半径在皇冠镜片上产生的屈光度为－4.00D，而在密钡皇冠镜片上产生的屈光度＝650÷130＝＋5.00D。因此熔合面的总屈光度为＋1.00D。镜片的正面需产生＋10.00D，由于镜片的主要部分为密钡皇冠玻璃的"钮扣"缩径镜片，其所需曲率半径＝650÷10＝65（mm），具备此半径的工具屈光度＝520÷65＝＋8.00D，所以正面应以

+8.00D工具研磨。将正面磨去越多，缩径镜片的镜径就越小，通常保持30mm左右。显而易见，密钡皇冠玻璃"钮扣"会产生可感觉到的色散差，时间一久表面光泽将消失。另外，密钡皇冠玻璃较一般皇冠玻璃更软，易被擦伤。

## 八、"Rotoid"缩径镜片

"Rotoid"缩径镜片在整体毛坯上磨出深曲面，有效镜径为28mm。该镜片设计配戴于眉毛下方，并尽量靠近眼睛（以不触及睫毛为宜）。为获得较佳效果，光心必须对准瞳孔。"Rotoid"缩径镜片正面为+28.00DS，如果要产生有效屈光度为+12.00DS的镜片效果，其背面应为−19.00DS（这是由于正面的曲率太高，不以薄透镜公式计算）。如果处方还包括柱面，必须以深凹基弧磨于背面，镜径也成为椭圆形，边部则为平光。

"Rotoid"缩径镜片见图10−14。

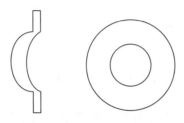

图10−14 "Rotoid"缩径镜片

"Rotoid"缩径镜片设计用于小型（35×32PRO）金属镜架，使镜片戴于眉下距角膜顶点约7mm处。"Rotoid"缩径镜片的原理见图10−15。

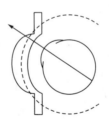

图10−15 "Rotoid"缩径镜片的原理

位于前后两个曲面间的中曲面（median curve）的曲率中心与眼球旋转中心重合，不论眼睛的注视方向如何，光线将通过中曲面垂直射入。上述+12.00DS"Rotoid"缩径镜片的中曲面屈光度为23.50D，它的曲率半径为22.25mm，设该镜片的厚度为5mm，则小曲面的曲率中心一定与眼球旋转中心重合。"Rotoid"缩径镜片的视场比一般传统正镜片眼镜的视场大，就是在镜片的边缘部分也能获得较佳的视觉效果。

凹型"Rotoid"缩径镜片见图10−16。

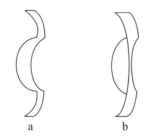

**图 10－16　凹形 "Rotoid" 缩径镜片**

如果面部轮廓不适宜戴 "Rotoid" 镜架，也可采用普通镜架，只是在镜架上改装凹形 "Rotoids" 缩径镜片，使镜片后移靠近眼睛 [图 10－16 (a)]。

另一形式的凹形 "Rotoid" 缩径镜片如图 10－16 (b) 所示，这种 "Alphakat" 镜片是将一凸面小透镜胶合于承载片的正面凹陷处，承载片背面为 $-8.00D$，镜径为 26mm。

# 第三节　双心镜片

人的眼睛不能忍受两眼镜片存在较大差异的棱镜效果。但是对于屈光参差的患者，差异棱镜效果无法避免，因此已有一些经特殊设计的镜片问世，以减少或消除差异棱镜效果。其中一种为双心镜片 (bi-centric lens)，该镜片可分别对视远区和阅读区中心加以控制。

设一眼镜处方为 $R=-5.00DS$，$L=-1.00DS$，该镜片已对视远做正确定心，位于光心下方 10mm 处视近点 $NVP$ 的垂直棱镜效果为右眼 $5^{\triangle}$ 底朝下，左眼 $1^{\triangle}$ 底朝下。差异棱镜效果为右眼 $5^{\triangle}-1^{\triangle}=4^{\triangle}$ 底朝下。如果要消除这一差异棱镜效果，可在右眼镜片的阅读区胶合一片 $4^{\triangle}$ 底朝上棱镜 [图 10－17 (a)]，使视近点棱镜效果均为 $1^{\triangle}$ 底朝下，从而消除差异棱镜效果。在该镜片光心下约 8mm 处的棱镜效果为 0，这是因为 $4^{\triangle}$ 底朝上的棱镜已完全与 $4^{\triangle}$ 底朝下棱镜中和。实际上，对于镜片上的任意一点，只要无棱镜效果存在，均可被看作光心。因此在同一镜片上可以有两个光心：一个为 $O_D$，即视远区的光心；另一个为 $O_N$，即阅读区的光心。上述例子的阅读区光心位于视远区光心下方 8mm 处。

同时也可以选择将 $5^{\triangle}$ 底朝上棱镜胶合于右眼镜片的视近区，而将 $1^{\triangle}$ 底朝上棱镜胶合于左眼镜片的视近区。这样不仅可消除差异棱镜效果，而且能使阅读光心与视近点相重合 [图 10－17 (b)]。

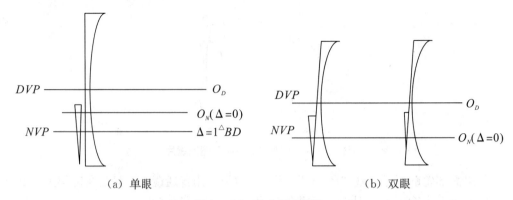

(a) 单眼　　　　　　　　　　　(b) 双眼

**图 10－17　胶合双心镜片**

上述例子的两个光心都在镜片之内，而且容易找到其位置。其实并不一定要将棱镜胶合于镜片，也可以将不需要的棱镜效果自镜片上磨去。图 10－18 即为从镜片上磨去棱镜效果的原理。将"复盖镜片"胶合于已完成的未切片前面，胶合面的曲率应完全相同。然后将"复盖镜片"的正面磨出预定角度，使用已完成未切片正面的同一磨片工具，一直磨下去至镜片的下边达到预期的厚度，同时在镜片上形成与视远区光心有一预定距离的棱线或分界线，再将"复盖镜片"揭去，完成镜片。

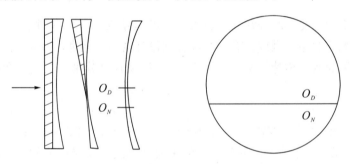

**图 10－18　从镜片上磨去棱镜效果的原理**

例题 10－4：磨制一双心未切片，其屈光度为－4.00DS，直径为 50mm，其视远光心位于几何中心，分界线在视远光心下方 5mm 处，阅读区光心在视远光心下方 10mm 处。

假设已有一磨成镜片－4.00DS，光心厚度为 1mm，直径和光心位置符合上述要求：

未切片的边缘厚度＝相对于 50 径的 4.00 矢高＋1＝3.41（mm）

因为要使阅读区光心位于视远光心下方 10mm 处，就必须磨去 $4^\triangle$ 底朝下棱镜（或加上 $4^\triangle$ 底朝上），棱镜应自未切片底边往上 20mm 处开始。在 20mm 直径的 $4^\triangle$ 棱镜厚度差为 1.53mm，即为应从未切片底边削去的楔形厚度，故底边厚度应为：

3.41－1.53＝1.88（mm）

为消除棱镜效果，一副镜片中只需一片被加工，因为只能将底朝下棱镜磨去，故应在具有较负屈光度的镜片上做此"磨去加工"。

应用双心原理，正透镜也可加工以消除垂直方向的差异棱镜效果，只不过它的第二光心并不位于透镜上。例如一副眼镜处方为 R＝＋6.00DS，L＝＋3.00DS。它的视近光心位于视远光心下方 10mm 处，其棱镜效果分别为 R6$^\triangle$ 底朝上和 L3$^\triangle$ 底朝上。如果用磨去法消除差异棱镜效果，只能磨去底朝下棱镜（或只能加上底朝上棱镜），必须将 3$^\triangle$ 底朝上棱镜加于度数较低的正透镜，以增加其视近光心的棱镜效果，使其与度数较高的正透镜相等。如果考虑美观，则两片镜片上均要有分界线，这就需将底朝上的棱镜分别加于两个镜片。就本例题而言，则需将 2$^\triangle$ 底朝上棱镜加于右眼镜片，以 5$^\triangle$ 底朝上棱镜加于左眼镜片，使得每个视近点 NVP 的棱镜效果均为 8$^\triangle$ 底朝上。

## 主要参考文献

［1］瞿佳，陈浩. 眼镜学［M］. 3 版. 北京：人民卫生出版社，2017.

［2］瞿佳. 眼镜技术［M］. 北京：高等教育出版社，2005.

## 【课后练习题】

1. 双心镜片一定能找到两个光心吗？

2. 高度屈光不正镜片有什么特点？

3. 缩径镜片的优缺点及适配人群有哪些？

（陈涛文）

# 第十一章　双光镜

## 第一节　概　述

人眼内的晶状体形似双凸透镜，具有调节功能，是一个非常灵敏的调焦器。但是随着年龄的增长，晶状体的调节能力会逐步下降，在调节时不能达到预期的弯度，甚至完全丧失调节能力，从而出现视近困难，也就是出现老视。此时，在看近处时必须附加一定量的正透镜，补偿不足的调节力，才能看清近处物体。常规的老视眼镜虽可矫正老视，但由于仅有一个屈光度，配戴时只能用于看近处某一距离的物体，如果要看清远处或其他距离的物体，需要摘下眼镜或更换其他屈光度的眼镜，较为麻烦。因此在常规老视眼镜的基础上发展出了双光镜、三光镜和渐变多焦镜。

双光镜即装配了双光镜片的眼镜。双光镜片上有两个不同屈光度的区域，可分别矫正戴镜者的远视力和近视力。矫正远视力的区域被称为视远区（distance portion，DP）。矫正近视力的区域被称为视近区（near portion，NP）或阅读区（reading portion，RP）。其中，视场较大的区域又被称为主要区，通常视远区是主要区。

由于生产双光镜大多是在一个主要镜片上附加另一个小镜片，因此镜片的主要区又被称为主片（main lens），附加的小镜片被称为子片（segment）。双光镜的主片和子片见图11-1。

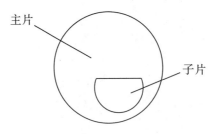

图11-1　双光镜的主片和子片

## 一、圆顶双光镜和平顶双光镜

视远区与视近区的交界线称为分界线，根据分界线的形状镜片可分为不同类型。历史上曾出现过不同形状的子片，但后期在市场上主要生产两种：分界线为水平线者为平顶双光镜，分界线为一段圆弧者为圆顶双光镜。平顶双光镜和圆顶双光镜见图 11-2。

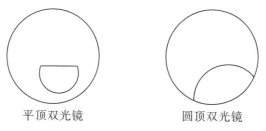

平顶双光镜　　　　　　　　圆顶双光镜

**图 11-2　平顶双光镜和圆顶双光镜**

理论上来说，双光镜的子片可以设计在主片上的任何位置，但在实际使用中，普通人通常需要主片在上、子片在下的镜片，使用上方的主片视远、下方的子片视近。而且由于视近时眼会内聚，近用瞳距小于远用瞳距，因此最终交付给顾客的眼镜上，子片通常在主片的鼻下方。本章接下来的表述均以子片在主片的鼻下方的双光镜为例。

## 二、双光镜相关光学术语

1. 视远光心：视远区的光心，通常是主片的光心，以 $O_D$ 表示，见图 11-3。

2. 子片光心：视近用的子片的光心，以 $O_S$ 表示，有些情况下，子片光心可能不在双光镜上，见图 11-3。

3. 视近点（near visual point，NVP）：视近时视线通过镜片上的点，即图 11-3 中的 $N$ 点。

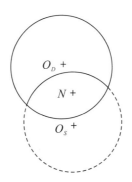

**图 11-3　双光镜上的视远光心、子片光心和视近点**

4. 子片顶：圆顶双光镜分界线的最高点或平顶双光镜分界线的中点。

5. 子片顶位置：子片顶到双光镜水平中线的垂直距离，以 $s$ 表示，见图 11-4。

6. 子片高度：子片顶到双光镜最低点的垂直距离，以 $h$ 表示，见图 11-4。

7. 子片深度：子片顶到子片底的垂直距离，以 $b$ 表示，见图 11-4。

8. 子片直径：子片所在圆的直径。

9. 子片顶点落差：子片顶到视远光心的垂直距离，以 $f$ 表示，见图 11-4。

10. 光学偏位：视远光心与视近光心之间的水平距离。

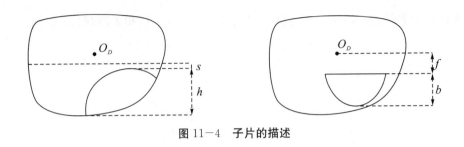

**图 11-4　子片的描述**

# 第二节　各种双光镜

## 一、分裂型双光镜

　　双光镜的发明人不详，但多认为是美国人富兰克林发明了最早的双光镜。他取一片远用镜片和一片近用镜片，均从中间切开，再各取半片拼合起来装配在镜框内，这样的双光镜称为分裂型双光镜。分裂型双光镜能同时满足视远和视近的视觉需求，这一基本原理沿用到现在。但是分裂型双光镜也有明显的缺点：结合缝明显，易积灰尘，不美观，容易裂开。

## 二、胶合双光镜

　　用胶把子片粘贴到主片上可制成胶合双光镜。由于主片和子片分别磨制，因此子片形状和大小可调，主片和子片可有单独的球面透镜、柱面透镜和棱镜，更能满足特殊处方要求。

## 三、熔合双光镜

　　通常用玻璃材料制造，主片和子片折射率不同，子片折射率更高。在主片上磨出一个凹槽，将子片在高温下熔合到主片上后再打磨光滑，使子片和主片的表面曲率一致。熔合双光镜见图 11-5。

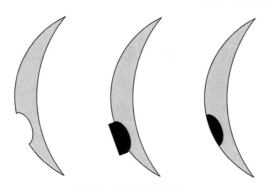

**图 11-5 熔合双光镜**

设熔合双光镜前表面的曲率半径为 $r_1$，后表面曲率半径为 $r_2$，凹槽部分的曲率半径为 $r_c$，主片折射率为 $n$，子片折射率为 $n_s$，则主片屈光度为：

$$F = F_1 + F_2 = \frac{n-1}{r_1} + \frac{1-n}{r_2} = (n-1)\left(\frac{1}{r_1} - \frac{1}{r_2}\right)$$

视近区屈光度为：

$$F_s = \frac{n_s - 1}{r_1} + \frac{n - n_s}{r_c} + \frac{1-n}{r_2}$$

近附加为：

$$A = F_s - F = \frac{n_s - 1}{r_1} + \frac{n - n_s}{r_c} + \frac{1-n}{r_2} - \frac{n-1}{r_1} - \frac{1-n}{r_2} = (n_s - n)\left(\frac{1}{r_1} - \frac{1}{r_c}\right)$$

凹槽在空气中的屈光度为：

$$F_c = \frac{n-1}{r_c}$$

如果设熔合比率为 $k$，定义 $k = \dfrac{n-1}{n_s - n}$，则：

$$A = (n_s - n)\left(\frac{F_1 - F_c}{n-1}\right) = \frac{F_1 - F_c}{k}$$

熔合双光镜的优点是分界线不明显，较美观；缺点是光学性能较差，存在色散像差，尤其是子片边缘部分。

## 四、整体双光镜

整体双光镜用一种材料制成，可以是玻璃材料，也可以是树脂材料。树脂双光镜一般都是整体双光镜。生产时，在一片镜片上磨制两个不同的曲面，分别用于视远和视近，视近区通常比视远区更凸，从而产生近附加。

子片可制作成不同形状，如圆顶、平顶和富兰克林式的一线型（又称 E 型）等。此外，还可以通过调整子片光心位置，改善像跳现象。

# 第三节　双光镜的像跳、棱镜效果及验配

## 一、双光镜视近区的屈光力

双光镜视近区的屈光力为远用屈光度与近附加的和。例如，一只镜片视远区的屈光度为 +1.50DS/+0.50DC×90，近附加为 +2.50D，则视近区的屈光度为 +4.00DS/+0.50DC×90。

## 二、双光镜的像跳

如第七章所述，在透镜的非光心处会产生棱镜效果。双光镜的主片和子片就是两个透镜，在光心下方，正主片会产生底朝上的棱镜效果，负主片会产生底朝下的棱镜效果。因此，当视线从光心向下移动时，看到的像也会移动。产生的棱镜值 $P$ 可以通过公式 $P=cF$ 计算，$c$ 为移心量，$F$ 为移心方向的镜片屈光度。由于像移是逐渐增加的，因此戴镜者很少产生感觉上的问题。但是，随着视线下移到交界线处，会突然遭遇子片产生的底朝下的棱镜效果。如果主片是正透镜，主片产生的底朝上的棱镜效果与子片产生的底朝下的棱镜效果相抵消，使得朝下的像移突然减少或消失。如果主片是负镜片，则主片产生的底朝下的棱镜效果与子片产生的底朝下的棱镜效果叠加，像移突然增加。这种现象称为像跳。像跳的程度取决于子片的屈光度、视线通过点至子片光心的距离。

像跳带来的最明显的后果是子片周边视场缺失。像移的突然变化，导致视物时出现跳跃。例如，上下楼梯时，前方实际有四阶楼梯，但通过眼镜看到的只有三阶，可能看到了第一、二、四阶楼梯，第三阶楼梯消失在视野中。因此，可能存在一定的安全问题。

如要消除像跳现象，可将子片的光心移到分界线上，如光心在分界线上的一线型双光镜，但这种双光镜会存在分界线明显的缺点。也可在子片上加磨适当的棱镜以减轻或消除像跳。

## 三、双光镜视近点的棱镜效果

双光镜视近点的棱镜效果包括水平棱镜效果和垂直棱镜效果。如果子片光心正好在视近点下方，则视近点的水平棱镜效果全部来源于主片。如果子片光心和视近点不在同一条垂线上，则视近点总的水平棱镜效果是主片产生的水平棱镜效果加上子片产生的水平棱镜效果。

双光镜视近点的垂直棱镜效果包括主片产生的垂直棱镜效果和子片产生的垂直棱镜效果，为主片和子片棱镜值的代数和。可总结为下列公式：

$$NVP\ \text{的总垂直棱镜值} = cF - (r-p)A$$

式中，$c$ 为视近点到主片光学中心的垂直距离，$F$ 为主片在垂直方向的屈光度，$r$ 为子片半径，$p$ 为视近点到子片顶的距离，$A$ 为子片屈光度。视近点的垂直棱镜效果见图 11-6。

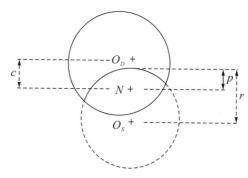

**图 11-6　视近点的垂直棱镜效果**

例 11-1：设远用屈光度为 +2.00DS/+0.50DC×180，近附加为 +2.50D，子片半径为 18mm，视近点在远用光心下方 7mm、子片顶下方 4mm 处。求视近点的垂直棱镜效果。

解：视近点的垂直棱镜效果如下。

$$cF - (r-p)A = 0.7 \times 2.5 - (1.8-0.4) \times 2.5 = -1.75^{\triangle}$$

因此，该点的垂直棱镜效果为 $1.75^{\triangle}$，底朝下。

如果远用屈光度中含有斜轴散光，计算会相对复杂一些，详细计算方法见第七章。

如果双眼屈光度相同，镜片设计相同，那么双眼镜片在视近点产生的垂直棱镜效果相同。如果双眼屈光度不同，那么在视近点可能会产生不同的垂直棱镜效果。由于人眼的垂直融合范围小，对垂直棱镜效果的耐受度低，因此，我们在双光镜验配中会特别关注双眼的垂直差异棱镜效果。

双眼屈光度差异大的人，使用单焦眼镜时，可以通过低头或抬高阅读物的方式，使视线通过或接近镜片的光心中心，从而减轻双眼的垂直差异棱镜效果。但当他们使用双光镜时，却必须使用镜片的子片部分去阅读，就会存在垂直差异棱镜效果。

例 11-2：设一人右眼远用屈光度为 -12.50DS，左眼远用屈光度为 -10.00DS，近附加为 +3.00D，配戴的圆顶双光镜子片半径为 18mm，视近点在双眼视远光心下方 8mm、子片顶下方 5mm 处。求双眼视近点的垂直差异棱镜效果。

解：由于双眼子片屈光度和半径相同，因此双眼在视近点产生的垂直差异棱镜效果来源于主片，右眼主片在视近点产生的垂直棱镜效果：

$$P_{右} = cF_{右} = 0.8 \times (-12.50) = -10^{\triangle}$$

左眼主片在视近点产生的垂直棱镜效果：

$$P_{左} = cF_{左} = 0.8 \times (-10.00) = -8^{\triangle}$$

双眼的垂直差异棱镜效果为 $10-8 = 2^{\triangle}$。

这样的垂直差异棱镜效果通常难以耐受。因此，需要采用一定的手段来减轻或消除垂直差异棱镜效果。控制了棱镜效果的双光镜称为控制棱镜双光镜（prism-controlled bifocals）。控制垂直差异棱镜效果的方法如下。

1. 在一侧镜片的子片上加磨底朝相反方向的棱镜，使之与另一镜片视近点垂直棱镜效果相同。

2. 在双眼镜片的子片上都加磨棱镜，使两侧视近点的棱镜效果均为 0。

3. 通过磨削双光镜下部的双心技术可去除差异棱镜效果。

4. 调整子片半径。

子片产生的棱镜值与子片屈光度和子片半径相关，当子片屈光度不能改变时，改变子片大小也可以改变总的棱镜效果。

$$NVP \text{ 的总垂直棱镜值} = cF - (r-p)A$$

如果想让 $NVP$ 的总垂直棱镜值为 0，即：

$$cF - (r-p)A = 0$$

那么子片半径应为：

$$r = \frac{cF}{A} + p$$

子片直径应为：

$$d = 2\left(\frac{cF}{A} + p\right)$$

通过把双眼镜片的子片半径设计为不同尺寸，可以消除双眼镜片的垂直差异棱镜效果。设 $F_1$ 为一只镜片的主片在垂直方向的屈光度，$F_2$ 为另一只镜片的主片在垂直方向的屈光度，假设 $F_1 > F_2$，则：

$$P_1 = cF_1 - (r_1 - p)A$$
$$P_2 = cF_2 - (r_2 - p)A$$

当 $P_1 = P_2$ 时，差异棱镜效果为 0，即：

$$cF_1 - (r_1 - p)A = cF_2 - (r_2 - p)A$$
$$(r_1 - r_2)A = c(F_1 - F_2)$$
$$r_1 - r_2 = \frac{c(F_1 - F_2)}{A}$$

因此，子片的半径差应为：

$$r_1 - r_2 = \frac{c(F_1 - F_2)}{A}$$

## 四、双光镜的验配

验配平顶双光镜时，子片顶通常对准角膜下缘，如果角膜下缘被下眼睑遮盖，则选择对准下眼睑。如果戴镜者以视远为主，子片顶的位置可调低 3~5mm；如果戴镜者以视近为主，子片顶可调到角膜下缘与虹膜下缘的中点处。验配圆顶双光镜时，由于圆顶双光镜的上方宽度比下方小，因此子片顶的位置通常应比平顶双光镜的子片顶位置高 2mm。

　　验配双光镜时，如果远用处方不含棱镜，视远光心应与视远点重合。子片应略向内移，从而获得最大限度融合的双眼近视野。

## 主要参考文献

[1] 瞿佳，陈浩. 眼镜学 [M]. 3 版. 北京：人民卫生出版社，2017.

（董光静）

## 【课后练习题】

　　1. 像跳的程度与哪些因素有关？哪些双光镜没有像跳？

　　2. 计算两子片半径差，从而消除处方 OD＋3.00DS、OS ＋4.00DS、近附加＋3.00D中位于视远光心下方 8mm 处的垂直差异棱镜效果。

# 第十二章　渐变多焦镜

渐变多焦点镜片（progressive multi-focal lens，progressive addition lens，PAL）简称渐变多焦镜。

## 第一节　渐变多焦镜的历史

Owen Aves 在 1907 年首次提出了用于满足人眼需求的类似渐变多焦镜的构思，他的构思符合人眼对于看远、看中和看近的需求。镜片前表面的曲率从镜片上部到底部连续增加，从而使镜片光焦度从位于镜片上部的视远区开始连续增加，直至在镜片底部的视近区达到所需要的近用度数。可惜 Owen Aves 只是提出了概念，并没有将概念转化为真正的镜片。1910 年，Henry Orford Gowlland 在加拿大设计制作类似的镜片，但是由于当时镜片加工技术的限制，也没有取得实践上的成功。历史上第一个将渐变多焦镜的设想转化为实际产品并作为产品销售的人是法国的 Bernard Maitenaz，他被称为"渐变镜片之父"。1958 年，第一副渐变多焦镜诞生了，并在 1959 年被依视路公司命名为Varilux。Vari 这个词根在英文中具有变化的意思，而 Lux 除了是光照明的单位，也有豪华、奢华之意，因此 Varilux 的寓意不言而喻：不仅是逐渐变化的，而且是难得的奢华的眼镜。

由于现代光学技术的革新和发展加快，渐变多焦镜换代的速度也越来越快。20 世纪 50 年代第一副现代渐变多焦镜，以及 20 世纪 70 年代中期根据视觉生理的研究进展设计的第二代渐变多焦镜，两者都属于早期软式设计。20 世纪 80 年代中期出现了第三代产品，20 世纪 90 年代强调舒适视觉的第四代渐变多焦镜成为主流，21 世纪初现代软式设计的第五代渐变多焦镜重视运动视觉的需要，渐变区短而宽，像差得到了有效控制，有效视野更为宽广。

随着计算机技术在临床的应用越来越多，更为先进和完善的设计软件和更加精密的仪器被越来越多地应用于镜片的设计和开发，使渐变多焦镜的使用获得了巨大的发展。早期特点是单一设计、硬式设计、对称设计、视远区球面设计，经过多年的发展，转变为多样性、新型的软式设计、非对称设计和视远区非球面设计。在最初的渐变多焦镜设计中，人们考虑的主要是数学、机械和光学上的问题，随着对视觉系统有更加全面的了解，现代和未来的镜片设计日益关注视觉生理、美学和心理学。目前，渐变多焦镜的设计更加注重人眼的视觉生理需求和舒适性。例如，现在的一些设计通过减少视远区的周边散光区而增宽视远的视野，或者通过改变周边散光区的轴向从而增加人眼对周边散光的耐受性。还有一些更加个性化的设计考虑到人眼在看周边物体时转动头部和转动眼球的比例，根据不同比例设计镜片。

# 第二节　渐变多焦镜的基本原理和概念

渐变多焦镜的构成：①视远区，位于镜片上方；②视近区，位于镜片下方；③视远区和视近区之间有一段光焦度连续变化的过渡区域，称为渐变区。在渐变区，通过镜片曲率半径逐渐变小而使镜片光焦度逐渐变化，从而为戴镜者提供自远点到近点全距离、连续的清晰视觉。渐变多焦镜结构示意图见图12-1。

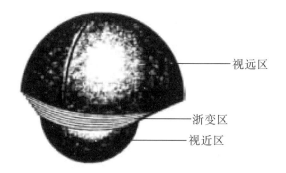

视远区

渐变区
视近区

**图12-1　渐变多焦镜结构示意图**

渐变多焦镜是没有明显分界线的单片镜（图12-2）。渐变区逐渐增加光焦度至视近部分。由于它们之间从外观和结构上均无明显分界线，因此也就不存在双光镜所具有的像跳现象。渐变区的中间部分称为渐变通道，渐变通道从视远部分逐渐延伸至视近部分。

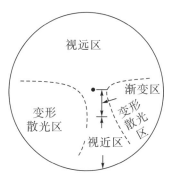

**图12-2　渐变多焦镜的表面分区**

渐变多焦镜的特征和参数：①视远区和视近区的面积；②像差的类型和大小；③渐变通道的长度和视觉可用宽度。

这些特征和参数相互关联、相互影响。不同设计的镜片具有不同的特点，但是高品质像区（使用区）和像差区（避开区）之间存在一定程度的折中处理方案。

虽然渐变多焦镜的渐变区能给予戴镜者清晰的视力，但在渐变通道两侧将产生一定程度的成像变形，称为变形散光，这是渐变多焦镜很难克服的关键问题，其变形程度和变形方向取决于镜片设计模式和附加度数，眼球离开可用渐变通道中心区域越远，变形就越明显。

由于视近区为球性设计，所以视近区越宽，其周边诱发的变形散光就越大。相反，视近区越窄，其诱发的变形散光就越小。诱发的变形散光同样随附加度数的变化而改变，近附加度数越大，变形散光问题就越明显。

# 第三节　渐变多焦镜的光学特性

不同的制造商使用不同的方法来描绘渐变多焦镜的光学特性。沿着子午线渐变的屈光度可以被描绘成相对应的顶点屈光度（垂直距离）。

镜度图是镜片几何光学分布的两维图，像一张以等量光度（球面透镜）或者等量散光（柱面透镜）形式的点组成线条的地图。图12-3为相等球镜度的镜度图和相等柱镜度的镜度图。柱性镜度图比球性镜度图更常用。

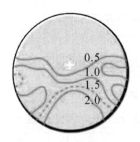 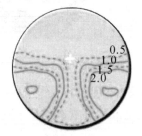

（a）球性镜度图　　　　　　　（b）柱性镜度图

**图 12-3　球性镜度图与柱性镜度图**

可以利用镜度图来比较不同设计的光学特性，如软性和硬性设计的比较。然而，镜度图由于范围有限，不能作为临床验配成功的可信预测。例如，其仅代表镜片表面的光学特性，并不反映所有的像差。

## 一、光焦度渐变的要求

对于渐变多焦镜，在保持视远清晰的同时，必须考虑视近区的垂直距离。出于生理上的考虑，如眼外肌疲劳、向下注视时双眼融合限制，倾向于较高的镜片视近区。然而这会改变周边区像差，折中的方法是从25°开始标注视近区的位置。

为了减少头部垂直运动造成的疲劳，渐变多焦镜的光焦度应该沿着子午线以贴近生理的方式增加。因此，要和眼睛的垂直平面较近。水平屈光度的分配应使眼睛在看近集合时有良好的视力。

## 二、视觉生理的要求

渐变多焦镜的设计必须使眼睛在执行看近距离到中距离的视觉任务时有最佳的表现。

1. 中心凹视力：在镜片中心区（直视正前方），为了使图像融合达到双眼视，渐变多焦镜必须使左右镜片的垂直棱镜效果平衡。通过非对称设计来实现这种平衡。

2. 周边视力（旁中心凹视力）：镜片周边的像差不可能消除，然而，成像质量的控制并不如空间和形状知觉重要，它不影响运动知觉。

3. 双眼视：渐变多焦镜的设计应该保持良好的双眼视，即两眼同时知觉。

# 第四节　渐变多焦镜的设计

渐变多焦镜的设计基础是逐渐变化的曲率的结合，但其仍存在多种不同设计，合理的镜片设计是渐变多焦镜验配成功的关键。

渐变多焦镜的主要设计如下。

## 一、上半部设计

早期的渐变多焦镜，其上半部分与经典的单光镜片一样均为球性前表面。1974年，Varilux 介绍了一种设计方法，称为非球性设计，即在镜片上半部视远区的周边保留少量散光，如此一来，周边散光被扩散至外周较大的区域，变形散光密度得以减小。而人眼可以耐受视远区少量而稀疏的周边变形散光，这种镜片设计称为非球性上半部设计（图12－4）。

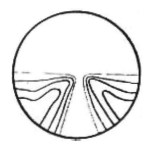 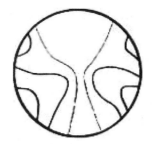

（a）上半部为球性，同心圆　　　（b）上半部为非球性设计，
　　线条代表变形散光密度　　　　　周边存在稀疏的变形散光

**图12－4　渐变多焦镜上半部不同的设计**

## 二、硬性设计和软性设计

根据镜片渐变通道渐变速度，渐变多焦镜设计可分为硬性设计（hard design）和软性设计（soft design）（图 12−5）。

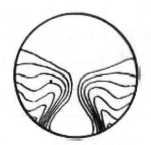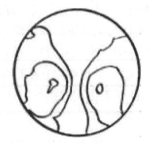

图 12−5　硬性设计（左）和软性设计（右）

双光镜的设计特征为视近区与其他部分有明显界限，视近区的位置一目了然。而渐变多焦镜的变形区散光柱镜光焦度的改变会很突然。例如，散光柱镜有可能快速地从 0 增加至 0.50D，又快速变化至 1.00D，然后更快速地变化至 1.50D，而此时变化的距离可能仅相隔几毫米，此设计特征就属于硬性设计。

硬性设计的优点是将变形散光集中在特定的区域，硬性设计镜片通常有较大且更稳定的视远区和视近区，使得视近区变宽，特别适合高度数的附加。硬性设计的镜片渐变通道渐变速度快，即度数增加很快，这意味着当戴镜者朝下看时，眼球将很快到达完全附加度数区域。

硬性设计的缺点是变形散光柱镜度数增加太快、密度太集中，对于一个极端硬性设计的镜片，这种变形意味着需要更长时间的适应。通过镜片下半部看出去的直线较其他类型设计镜片更加变形，镜片的中间部分在水平方向和垂直方向均受到限制。

软性设计的特点是从视近区至周边的变化比较缓慢，当戴镜者眼球水平转动离开视远区时，多余的散光度数增加，但增加的速度比较缓慢。戴镜者从视远区至视近区的度数过渡比较慢，即渐变通道比较长、比较宽，这意味着戴镜者需要将眼球下转至更下一些才能到达完全附加度数区域。

软性设计的优点是适应的时间比较短，看周边物体时变形比较少，头转动时，物体"泳动"现象比较少。软性设计的视近区比较小，允许像差分布在较大的区域，甚至可以分布到镜片上半部分，这样变形散光就不那么致密，而成像变形也不那么明显。软性设计的缺点是镜片上半部分视远区的视力清晰度稍差，使用视近区时眼睛需要更往下些才能到达较小的视近区域。

硬性设计和软性设计特点的比较见图 12−6。渐变多焦镜的硬性设计和软性设计的区别见表 12−1。

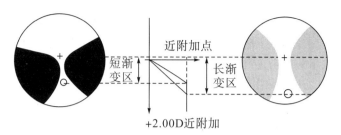

**图 12-6　硬性设计和软性设计特点的比较**

**表 12-1　渐变多焦镜的硬性设计和软性设计的区别**

| 比较项 | 硬性设计 | 软性设计 |
|---|---|---|
| 视远区和视近区的面积 | 大，光学性能稳定 | 小 |
| 视远区、视近区和渐变区的界限 | 清楚 | 不太清楚 |
| 视远区至视近区的距离 | 短 | 长 |
| 渐变通道 | 比较窄 | 比较宽 |
| 适应时间 | 较长 | 短 |
| 感觉直线变弯曲 | 明显 | 较不明显 |
| 周边变形散光密度 | 大 | 较稀疏 |

## 三、单纯设计和多样设计

如果渐变通道的光焦度变化形式基本固定，称为单纯设计。早期的渐变多焦镜均为单纯设计，此类设计比较适合老视初始者。在老视初期，近附加度数是比较低的，自身还有一部分调节力可使用。这也是老视发展的自然规律。例如，某人的近附加为+1.00D,此时他使用自我调节能力，还可以达到中间距离的视觉需求。随着年龄的增长，自身可用的调节力逐渐减少，近附加度数不断增加，中间过渡度数的变化就需要进行相应的调整变化，因此产生了"多样设计"的概念。即对每一个不同的近附加处方，其中间的过渡度数的变化的快慢均不一样。虽然从理论上讲每一近附加度数彼此完全不同，但是多样设计系列在随每一度数变化的同时又保持其固有的设计特性。

## 四、对称设计和非对称设计

镜片可任意用于左眼或右眼的设计被称为对称设计。左右眼镜片不同，不能等同使用的设计称为非对称设计。对称设计的镜片在使用上没有左右之分，由于视近的过程中眼球向下向内（鼻侧）移动，出现集合和辐辏，此时的渐变通道稍朝鼻侧倾斜能达到更好的要求。为了符合人眼的需求，对称设计的镜片在割边时需要朝鼻内侧倾斜旋转 9°。非对称设计的镜片在左右眼不能通用，这种设计除了渐变通道朝鼻内侧倾斜外，渐变通道两侧的柱镜、水平棱镜分布排列都是一样的，绝大多数的多样设计和大部分的单纯设计是非对称性的。

渐变多焦镜由视远区、视近区、渐变区和伴随特有设计而产生的变形散光区组成。渐变多焦镜表面通常有一些可供验配时定位的标记，这些标记包括可以去除的临时性标记（如远用参考圈、配镜"十"字、水平标志线、棱镜参考点、近用参考圈等）和不可去除的永久性隐形标记。隐形标记不但标明了镜片的材料、设计样式、生产厂商和近附加度数，还可以重现临时性标记并检验其位置的准确性。大多数渐变多焦镜的近附加度数标于相应临时性标记下方 4mm 处，镜片设计和厂商标志标记于鼻侧。隐形标记有时需借助专用仪器才能发现。

远用参考圈是测量镜片远用度数的区域；配镜"十"字通常应与瞳孔中心相重合；镜片两侧的水平标志线供配镜时确定水平位置之用；棱镜参考点（也叫主参考点）是测量镜片棱镜度的位置，此处视标因处于渐变区起始点而有些模糊；镜片下部的近用参考圈是测量近用度数之处，视近区的度数取决于远用屈光度和近附加度数。上述测量可确认远用屈光度、棱镜量和近附加度数。主参考点处测得的棱镜量通常应是近附加的2/3。用镜片测度仪在远用参考圈处测量可核实远用屈光度，而二者之差即近附加度数。确定远、近屈光度和棱镜量后便可进入配制渐变多焦镜的下一步骤。

# 第五节　渐变多焦镜的验配

## 一、选择合适的戴镜者

（一）渐变多焦镜戴镜者的选择很重要

1. 45 岁以上有看远、中、近距离连续视力者。

2. 屈光度数在±6.00DS 以内和±2.00DC 以内者。

3. 刚进入老视期，近附加度数比较低者。

以上是最佳戴镜者。

（二）如果戴镜者有以下情形，应该谨慎

1. 垂直屈光参差大于±2.00D。

2. 散光大于±2.00D。

3. 看远、近距离有大视场要求者。

4. 配戴双光镜及三焦镜已很好适应者。

事实上，并非所有的人都适合配戴渐变多焦镜，有内耳疾病的人或者前庭功能不佳经常会晕车的人，可能无法耐受视物的轻度变形而出现不耐受的情况，一般会出现恶心、呕吐等症状。由于渐变多焦镜的视近区比一般双光镜的位置低，视近时须将头抬高才能让眼球下转，脖子比较短的人，或者因为脊椎问题不能自如转动头位使眼球下转的人，不能将头抬高，也很难耐受。

### （三）有以下特点的人容易适应渐变多焦镜

1. 主动性强，对渐变多焦镜的优点和适应证比较了解。
2. 老视初始状态。
3. 个子较高，脖子较长，脊柱灵活性较好。
4. 无晕车、内耳疾病等情况。
5. 有较好的阅读习惯（如背挺得较直等）。

## 二、渐变多焦镜的验光

确定远用屈光度的矫正和近附加。渐变多焦镜的验光和普通镜片其实没有多大区别。正确检测老视是渐变多焦镜验配成功的第一步，而远距验光——屈光不正的检测则是检测老视的基础。老视的渐变多焦镜验配通常分三个阶段：①选择初步近附加镜片；②调整近附加镜片；③确定最后近附加度数处方。

确定好远距屈光不正处方后，将矫正镜片放到试镜架或综合验光仪进行老视验光。验光时将近视力表放在 40cm 处，选择 0.8~0.6 的近距视标进行检查。选择初步近附加镜片的方法有四种：①以年龄和原有的屈光不正状态为依据；②使用融合性交叉柱镜（FCC）；③以"一半调节幅度储备"为原则；④以视力为依据。

## 三、镜架的选择与调整

对于镜架的选择，首先要求瞳孔的中心点到镜架的下边框内缘一般不低于 18mm，对于标准通道 14mm 的镜框高度应大于或等于 30mm，短通道 12mm 的镜框高度应大于或等于 28mm，超短通道 10mm 的镜框高度大于或等于 26mm。镜架应牢固，不容易变形，一般以全框、半框架为宜，避免选择鼻侧大斜角的镜架，因为那样容易把视近区"切掉"，尽量不要选择无框的镜架，因为容易松动，使各种参数发生改变。此外，务必选择有鼻托可以调整的镜架。

根据戴镜者的脸部特征调整镜架，以适合戴镜者的脸型，方便正确地测量，同时尽量增大镜片的可用视野。调整内容主要包括镜架平衡、前倾角、后顶点距离、镜腿长度、面弯等。需要特别强调的是：

1. 后顶点距离尽量短，以不触及睫毛为准，以尽量增大可用视野。
2. 镜架必须根据戴镜者的面部特征调整前倾角，一般在 8°~12°，当视近区和中间区离眼睛比较近时，相应的视野就比较大。
3. 镜架应与面部相匹配，具有一定的面弯，有助于保持足够宽的视野。

### 四、面部参数的测量

（一）水平测量（瞳距）

戴镜者要想获得最佳视力，其视线需通过适当的视远区，且从上往下看时恰好通过狭窄渐变区的中间部分并终止在视近区中央。

渐变多焦镜的位置取决于镜片前表面配镜"十"字的位置，配镜"十"字代表配镜中心。配镜中心必须置于瞳孔之前。主参考点（即棱镜参考点）是渐变通道的起点，不同设计的镜片可能略有不同，但都位于瞳孔中心下方 2~4mm 处。视近区中心点在镜片上通常用一小圆来表示。

单眼瞳距的测量是否准确直接决定了镜片的位置是否正确，所以必须精确测量。瞳孔中心必须与镜片配镜中心相符，才能使镜片不同区域的视觉清晰而舒适，故配制过程中首先要测量单眼瞳距（即鼻梁中央到瞳孔中心的距离），而不是总瞳距。

测量单眼瞳距有很多种方法，如瞳距仪、瞳距尺、样片标记法等。

（二）垂直测量（配镜高度）

配镜高度通常是指瞳孔中心到其正下方镜框内缘的直线距离，也有人习惯用瞳孔中心到镜框内缘最低点的垂直距离来表示（精确至 0.5mm）。当被检者处于自然体位时，渐变多焦镜的配镜"十"字应与瞳孔中心相对应（镜框与瞳孔中心相对应的位置即配镜"十"字所在位置），因此必须准确确定瞳高（测量时要注意避免视差）。

注意：所有测量都必须在镜架调整好后进行。

测量配镜高度的步骤：①检查者与被检者（相距 40cm 左右）相向处于同一高度；②被检者戴上镜架，以舒适的姿势向前直视；③让被检者看检查者的左眼；④检查者将笔式手电筒置于左眼下；⑤检查者闭上右眼（避免平行视差），观察被检者右眼角膜反光点是否位于已标记的垂直瞳距线上；⑥在瞳距线上相当于瞳孔中心处画一横线；⑦被检者看检查者右眼，重复上述步骤测量左眼；⑧轻轻移动镜架，待稳定之后重复测量几次；⑨测量配镜高度，即所画横线与其正下方镜框内槽的直线距离。

### 五、订片

渐变多焦镜通常需要定制，镜片订单上至少应包括如下内容：屈光度（远用屈光度、近附加度数）、单眼视远瞳距、镜架资料（尺寸、型号、形状、最大深度和对角线）、设计样式、镜片材料、染色和加膜要求。镜片商也会提供一些测量卡便于填写定制数据。

### 六、割边、装架

镜片在中心仪上定位时其主要参考点是配镜"十"字置于中心位置，应根据水平线保证镜片处于水平位置，防止在割边过程中出现偏斜。考虑到测量瞳高时只量至镜框内缘，而镜片装架时，镜片是和镜框的内槽接触，因此割边时通常需要加上0.5mm的修正值。

## 七、检验核实

配镜完毕后应短暂保留镜片的临时性标记以便核对。核实处方，需要首先核实配镜"十"字高度，然后核实单眼视远瞳距。每一片合格的渐变多焦镜左右眼镜片上的四条水平线应当在同一直线上。戴镜以后，配镜"十"字的垂直和水平方向都应该和瞳孔中心对齐。

## 八、配戴及指导

1. 为戴镜者进行常规的整形及调整使镜片的"十"字线对准瞳孔中心。

2. 检查远近视力，如无误用酒精或丙酮擦去临时性标记。

3. 使用视远区时让戴镜者看远处目标，看清楚后慢慢抬起下巴，眼球不要向下转，让其体验到度数的变化，并解释是通过渐变区看到的。

4. 使用视近区时，让其头部不动，眼球下转看近处的文字，并告诉戴镜者只能阅读不能浏览文章（一般3.5cm×5.0cm范围）。

5. 远、中、近交替看时，让戴镜者靠眼球的转动看远、中、近距离，练习找到视远区、渐变区和视近区。

6. 让戴镜者靠眼球的左右转动看变形散光区，让戴镜者注意变形散光区的存在，并告诉戴镜者看左右物体时靠头的转动，而不能靠眼球的转动。

7. 让戴镜者走路，感觉渐变多焦镜的变形情况，并告诉戴镜者看近处时头要放低些。尽量看眼前1m远。

8. 告诉戴镜者渐变多焦镜有1~2周的适应期，适应期要按"先静后动，先内后外"的步骤逐渐练习。

### 主要参考文献

［1］瞿佳. 渐变多焦点镜片的原理和应用（第一讲）［J］. 眼视光学杂志，1999，1（1）：52-53.

［2］瞿佳. 渐变多焦点镜片的原理和应用（第二讲）［J］. 眼视光学杂志，1999，1（2）：199-121.

［3］瞿佳，陈浩. 渐变多焦点镜片的原理和应用（第三讲）［J］. 眼视光学杂志，1999，1（3）：182-184.

［4］瞿佳，陈浩. 渐变多焦点镜片的原理和应用（第四讲）［J］. 眼视光学杂志，1999，1（4）：243-245.

（马可）

**【课后练习题】**

1. 比较硬性设计和软性设计。
2. 试述渐变多焦镜的验配流程。
3. 试述面部参数的测量方法。
4. 试述渐变多焦镜近附加度数的取得方法。

# 第十三章　框架眼镜的量身定制

## 第一节　概　述

眼镜是指戴在眼前以矫正屈光不正的光学镜片，包括遮阳镜的平光镜片。框架眼镜不仅矫正屈光不正，而且可以矫正斜视。如今，眼镜已经不是屈光不正者和斜视者专有，人们在选择眼镜时不再只考虑屈光矫正或斜视矫正以及防护作用，更多时候，眼镜已经成为改变形象的饰品和道具。所以选择镜架在考虑屈光度和镜片品类及配戴舒适度的同时，必须考虑影响美观的诸多因素。

### 一、眼镜的用途

1. 矫正屈光不正：多见于框架眼镜戴镜者。
2. 矫正不等像视：双眼屈光参差者，特别是屈光参差 2.50DS 以上者。
3. 矫正斜视、治疗弱视：配戴棱镜或屈光不正伴有棱镜需求戴镜者。
4. 保护眼睛：平光或有屈光度数的有色或变色光学镜片，大部分镜片都可防紫外线。
5. 矫正老花和调节不足：一般情况下在阅读时配戴，有时可随时配戴（渐变多焦镜和双光镜）。

### 二、配镜目的

1. 矫正视力满意：最佳矫正视力或理想的双眼单视。
2. 配戴舒适：镜架调校后与面部结构受力均匀，戴镜后用眼持久舒适。
3. 样式美观、适当得体：镜架与脸部特征的匹配不是装配成镜后最终的结果，要求成镜与脸部结构、肤色和职业相称且美观。

### 三、配镜要求

配镜要达到清晰、舒适、持久和科学的目的，配镜师就必须掌握配镜原理、镜片质检、镜片测量、瞳距和瞳高测量相关知识，还要了解镜架材质、参数和样式的相关知识。在配镜时要考虑矫正的目标、眼部健康状况、年龄、职业、用眼状况、屈光不正的性质和程度，选择合适的镜架、镜片，正确装配眼镜并且对装配好的眼镜进行标准化质检和调校。

### 四、配镜原理

配镜的基本原理为镜架的尺寸应与戴镜者的面部尺寸相吻合。

首先，除了矫正斜视或隐性斜视所需配戴的三棱镜或通过镜片移心产生棱镜效果，镜片的光学中心的距离必须与戴镜者眼睛的瞳距一致，渐变多焦镜和双光镜按要求选择镜架，以保证视远区和视近区范围。其次，要考虑鼻梁高低及宽窄。此外，镜架的样式也要适应面部形状。

## 第二节　瞳距和瞳高的测量

瞳距（pupillary distance，PD）是指戴镜者两眼瞳孔中心之间的距离，也指当双眼视物时，两视轴之间的距离。要使镜片的光学中心距离与戴镜者的瞳距吻合，必须准确测量戴镜者的瞳距。根据戴镜者戴镜的需求测量视远瞳距和视近瞳距。

视远瞳距：看远时的瞳距，一般指 5m 及以上的距离。

视近瞳距：看近时的瞳距，一般指 33～40cm。40～500cm 的距离是中间距离，根据习惯的用眼距离用瞳距仪测量。

### 一、视远瞳距的测量

#### （一）瞳孔尺测量法

检查者与被检者相距一定距离，一般约为 75cm，使自身的眼睛与被检者的眼睛保持相同的高度。右手持瞳孔尺，使大拇指能够沿瞳孔尺下缘移动定位。将瞳孔尺水平放置于被检者前额相当于眼镜平面的位置，瞳孔尺的下沿位于瞳孔水平直径的位置。让被检者平视正前方远处目标，将瞳孔尺的零刻度对准被检者右眼瞳孔的内缘，然后将大拇指沿瞳孔尺下缘从外向内移动，直到左眼瞳孔外缘，用拇指指甲卡住尺子的刻度，读取此点尺子上的数值，即为被检者的视远瞳距。这种方法存在视差，可用改良法。

#### （二）瞳孔尺测量改良法

检查者先闭右眼，让被检者右眼注视检查者左眼，此时检查者在左眼注视下将瞳距尺零刻度对准被检者右瞳孔的内缘。然后检查者闭左眼，被检者左眼注视检查者右眼，而检查者用右眼注视，将对准被检者左眼瞳孔外缘的瞳孔尺刻度读出。

（三）各种情形下的瞳距测量

1. 两瞳孔大小相等，位置对称：可测量右眼瞳孔内缘至左眼瞳孔外缘的距离，也可测量右眼瞳孔外缘至左眼瞳孔内缘的距离或两眼瞳孔中心的距离。

2. 两瞳孔大小不等：分别测量右眼瞳孔内缘至左眼瞳孔外缘的距离和右眼瞳孔外缘至左眼瞳孔内缘的距离，然后取平均值。

3. 两瞳孔位置不对称：可用试戴镜架，用记号笔在镜架撑板上标记瞳孔映光点的位置，确定瞳距值。

4. 两眼位置不对称：对于斜视患者，可分别遮盖一眼，使另一眼位于正中进行测量。

5. 鼻梁偏离中线：应分别测量单眼瞳距，即测量每眼瞳孔中心至鼻梁中线的距离，并分别记录。

6. 虹膜呈深色，难以确定瞳孔的位置：可测量右眼内侧角膜缘至左眼外侧角膜缘的距离。

## 二、视近瞳距的测量

（一）瞳孔尺测量法

检查者和被检者处于近工作距离，被检者注视检查者其中一眼，检查者用该眼观察瞳孔尺的刻度，同时闭上对侧眼。其他步骤同视远瞳距的测量。

（二）计算法

$$NCD = \frac{PD(d-s)}{d}$$

式中，$PD$ 为视远瞳距；$d$ 为近工作距离，如图 13-1 中 $FC$，通常为 30cm 左右；$s$ 为眼球旋转中心连线与眼镜平面的距离，如图 13-1 中 $FG$，通常为 2.7cm，为便于计算取 2.5cm。

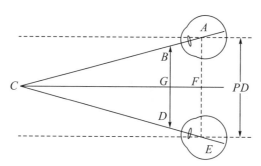

图 13-1　视近瞳距计算法图示

## 三、仪器测量瞳距

角膜反射瞳孔计：可测单眼瞳距及总瞳距、视远瞳距及视近瞳距、角膜顶点至镜片的距离，确定镜片光心。

## 四、瞳高的测量

瞳高（pupillary height，PH）即瞳孔高度，常用于双光镜和渐变多焦镜的配装。对于双光镜来说，瞳高是指子片高度，即子片顶端至下框缘最低点的切线的距离。各种不同的镜架，其子片高不相同。适当位置：子片顶端与角膜下缘相切（或眯眼时与下睑缘相切），距瞳孔中心约 5mm。

渐变多焦镜的瞳高指戴镜者保持头部直立并注视正前方时瞳孔中心至镜框下缘最低点的切线的距离。镜框不同，瞳高也不相同。由于渐变多焦镜品种不同，其通道长度也不相同，有 17mm、14mm 等，直接影响瞳高的限度。比如，通道长 17mm 的镜片，瞳高不能小于 22mm，镜架上下边缘距离不小于 24mm；通道长 14mm 的镜片，瞳高要大于 20mm，镜架上下边缘距离不小于 30mm。

配镜"十"字必须位于瞳孔处，因此要准确测定瞳孔高度（即配镜高度），测量时应注意避免视差。配镜高度有两种规定：一是自瞳孔中心位置至镜架最低点内槽的垂直距离，美国、澳大利亚一般采用这种标准，可以避免单眼瞳距和配镜高度误差的连锁效应。二是自瞳孔中心至正下方镜架内缘的垂直距离，法国一般采用此标准。本书推荐使用第一种标准。

1. 样片标记法。

首先对镜架进行调整、校对以获得最佳平衡，后顶点距离一般为 12~13mm，前倾角为 10°~12°，镜腿长短合适。

（1）检查者和被检者相对坐着，视线保持同一水平。

（2）检查者右手拿记号笔，闭右眼，眯左眼，左手拿笔式电筒放在左眼的下眼睑下面，让被检者看检查者的左眼。根据被检者的瞳孔中心映光在眼镜的样片上用"十"字线标出瞳距，"十"字线的交叉点到镜框下内缘的垂直距离就是被检者右眼瞳高。

（3）检查者右手拿记号笔，闭左眼，眯右眼，左手拿笔式电筒放在右眼的下眼睑下面，让被检者看检查者的右眼。根据被检者的瞳孔中心映光在眼镜的样片上用"十"字线标出瞳距，"十"字线的交叉点到镜框下内缘的垂直距离就是被检者左眼瞳高。

（4）如果双眼瞳高相差 1mm，取主眼瞳高为水平装配基准；相差 2mm，则取双眼瞳高折中后的水平连线为装配基准；相差大于 2mm，就按各自的瞳高装配。

（5）确定垂直移心距离：

$$h = \frac{A}{2} + 2 - H$$

式中，$H$ 为样片标记法测量瞳高值。$A$ 为镜框垂直高度。$h$ 大于 0，装配"十"字上移 $h$ mm，$h$ 小于 0，装配"十"字下移 $-h$ mm；$h$ 等于 0，装配"十"字不移动。

2. 公式法。

$$Vd = \frac{A - 34}{2} + 22$$

式中，$Vd$ 为瞳高，$A$ 为镜框垂直高度。

此公式适合各种不同长度通道的镜片。不同长度的通道可进行一定的修正：长通道 $Vd$ 加 1~2mm，短通道 $Vd$ 减 1mm；$A$ 大于 40mm 加 1~2mm。但特殊情况下，如两眼不对称等，不能使用。

例题 13−1：测得 $A=40$mm，求瞳高 $Vd$。

$$Vd =（40-34）\div 2+22=25（mm）$$

答：瞳高为 25mm。

例题 13−2：$A=30$mm，求瞳高 $Vd$。

$$Vd =（30-34）\div 2+22=20（mm）$$

答：瞳高为 20mm。

# 第三节　镜架选择技巧

镜架选择时应考虑三种效果：矫正效果、美容效果、安全和耐用。

## 一、镜架大小的选择

镜架大小指镜架几何中心距的大小，在方框法中可用镜框的水平尺寸加鼻梁的尺寸得来。

（一）镜架大小与瞳距不吻合时的解决方法

1. 选择适当大小的镜架。

2. 采用镜片移心。

3. 使用辅助棱镜。

按一般人能耐受 $3.00^{\triangle}$ 计算。由于眼镜样式等的限制，实际配镜时往往将镜架大小与镜片移心综合考虑，做出最佳选择。

（二）镜片移心程序

1. 用镜架的大小减去配镜者的瞳距。

2. 差值除以 2。

3. 沿配镜者视线方向偏移光心。

4. 对于左右眼水平瞳距不对称的配镜者，首先测量加上镜框尺寸和鼻梁尺寸后的镜框瞳距，然后除以 2，得出单边镜框瞳距。比较单边镜框瞳距和单眼瞳距，沿配镜者视线方向移心。

## 二、镜架式样选择

### (一) 面孔的构图

每个人面部五官的大小和位置不同，可用"十"字来表示面孔的构图（图13-2）。横轴表示眉毛，纵轴表示面部的长度，图13-2中的各横轴和纵轴的长度相同，但横轴的位置不同。图13-2（b）的横轴位置较高，使得纵轴显得较长；图13-2（c）的横轴位置较低，使得纵轴显得较短；图13-2（a）的横轴位于纵轴中上三分之二，产生一种均衡的美。根据眉毛的位置，面孔可分为不同的类型，应选用不同类型的镜框与之相适应：①均衡型，适合大多数镜框；②长型，使用深色的镜框降低眉线；③短型，使用透明的镜框提升眉线。

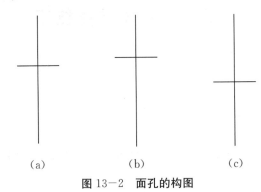

(a)　　　　　(b)　　　　　(c)

图13-2　面孔的构图

### (二) 方框与镜形

用一个方框把面孔眉毛以下的部分框住（图13-3）。浅方框者［图13-3（a）］配32mm深的镜形，均衡方框者［图13-3（b）］配34~36mm深的镜形，长形方框者［图13-3（c）]则需38~40mm的镜形。

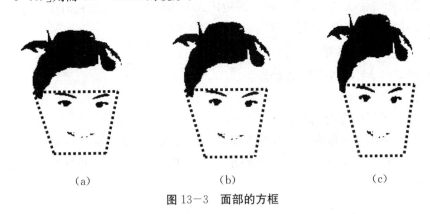

(a)　　　　　(b)　　　　　(c)

图13-3　面部的方框

面孔方框的类型见表13-1。

表 13－1　面孔方框的类型

| 脸型由长到短 ＼ 脸型由方到尖 | 方 | 中等 | 尖 |
|---|---|---|---|
| 长 | 长方 | 长中 | 长尖 |
| 中等 | 中方 | 中中 | 中尖 |
| 短 | 短方 | 短中 | 短尖 |

通常，镜框的低线应该和颊骨保持一致。镜框的顶部应该对截眉毛。当检查者从 2 英尺外观察被检者时，被检者镜框的颞侧边框不应该超过脸的侧面线条。

（三）胖瘦与线条

镜架的形状要配合脸型。戴镜者的腭与下巴有方的、圆的及尖的等，是双颊线条的不同倾斜度形成的。配镜时镜架形状及底边须与双颊及下腭的线条协调。

1. 椭圆形的脸：任何形状的镜架。

2. 圆形的脸：方框。

3. 倒三角形的脸（心形）：无框。

4. 长方形的脸：圆形。

5. 正三角形脸（梨形）：无框。

6. 正方形脸：葡萄形或无框。

7. 菱形脸：椭圆形、矩形。

脸型的分类见图 13－4。

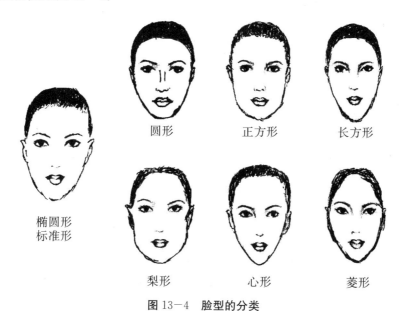

图 13－4　脸型的分类

（四）脸型与镜脚

两张同样脸型的侧面：①粗厚镜脚，中央相交型的镜架使脸型变短；②细瘦镜脚，高交型的镜架则使脸型变长。

（五）镜架鼻托

镜架鼻托的作用是支持镜架及镜片的重量，应顺应鼻子的形状，使重量分布较匀较广。

镜架鼻梁放高些，可使戴镜者的短鼻显得长一些，极短的会显得窄长。

没有鼻托的镜架，其鼻梁直接放在鼻子上，比有鼻托的可以放低些，使戴镜者的长鼻显得短些。

（六）瞳距的宽窄

狭窄的瞳距，应戴透明鼻梁的镜架，还可选择有装饰的镜框，使人注意镜框的装饰而不觉得瞳距狭窄。

宽的瞳距则相反，镜框不应有装饰。浓色的鼻梁会使瞳距缩小。

（七）眉毛与鼻子

从镜架的上缘应看到全部眉毛或一部分眉毛，但眉毛与镜框间不应留有空隙，也不应从镜片中看到眉毛，或眉毛低于框上缘。框缘与镜片的鼻侧应顺应鼻子的轮廓。

（八）镜片的影响

在选择空镜架时合适的镜架配上镜片后可能变得不合适。负透镜可使戴镜者眼睛变小，正透镜则使其眼睛变大；两侧度数相差大的，可使眼睛一大一小等。矫正度数越高，影响越大，镜片越重。

## 三、镜架颜色的选择

镜架颜色常取决于戴镜者本人的喜好，挑选颜色时应考虑发色、肤色、服装、性格类型、年龄、职业。

## 四、镜片视场

对于某些特殊要求或特殊职业，指导戴镜者在不改变基准中心距时挑选较大镜框的镜架。

## 五、鼻梁宽度

在选择镜架时，对不愿选择较小基准中心距镜架的部分戴镜者，通过选择较小基准线长度的镜框或选择较大鼻梁宽度而基准中心距无减少的镜架，使问题得到圆满解决。

# 第四节　镜片选择技巧

## 一、镜片规格

要根据所选镜架的大小、式样及戴镜者瞳距考虑，并且与戴镜者所需屈光度有关。镜架的基准中心距与戴镜者瞳距一致时，镜片不需要移心。镜架基准中心距与戴镜者瞳距不一致时，镜片需要移心。

例如：一副眼镜的基准线长度为 44mm，镜架几何中心距与瞳距之差（LSWF）为 10mm，则至少需要直径为 54mm 的镜片，加上实际磨边时周边 1mm 的磨耗量，应选 56mm 规格的镜片毛片（未切割镜片）。

## 二、镜片厚薄

在不易破碎的前提下，镜片越薄越好。镜片度数越大，镜片就越厚。厚镜片的选择办法如下：

1. 选用基准线长度较小的镜框。
2. 选用高折射率的材料。
3. 选用缩径镜片（小透镜）。

## 三、镜片颜色

常用的镜片是白托片，如需减少紫外线及强光则选用滤光玻璃制的镜片和光致变色镜片。

镜片颜色应与肤色协调，同时应考虑季节因素和是否有眼部病变。

## 四、镜片的切割安装过程

1. 制作样片。
2. 划片（裁割镜片）。
3. 钳边。
4. 磨边。
5. "倒角"。
6. 安装。

### 五、镜架的调整内容

1. 镜架倾斜角。
2. 镜框前缘。
3. 镜脚。
4. 鼻梁及鼻托。

## 第五节　特殊框架眼镜镜架和镜片的选择

普通框架眼镜的选择可参考本节之前的内容以及实际情况。对于 0~3 岁的婴幼儿、超高度远视、近视、散光，瞳距特别大和瞳距特别小，渐变多焦镜和双光镜，染色片和变色片，含较高棱镜度数的框架眼镜等情况下，在选择镜架和镜片时要特别注意，不能只考虑框架和面部特征的匹配度，还要考虑装片后成镜的整体效果和矫正效果。

### 一、镜架和镜片的安全性

1. 婴幼儿镜架的鼻托要联托，质软，两侧鼻托夹角较大，镜腿镜脚圆钝防滑，可配防滑套和防掉绳。
2. 超高度散光球镜度数小的要考虑树脂片。
3. 高度近视镜片选用玻璃镜片时采用全框镜架，镜圈螺丝可调松紧。
4. 低度数镜片采用半框镜架要考虑边缘的耐用和安全，棱镜尖端的安全厚度。

### 二、配镜参数的协调性

1. 高度近视（−8.00DS 以上）瞳距和镜架的几何中心距越接近越好，一般情况下，镜架几何中心距大于瞳距的尺寸相差 5mm 以内。
2. 镜圈的大小决定高度近视镜片的边缘厚度，高度近视镜圈的尺寸为 45~51mm，框高在 30mm 以内。
3. 大颞宽小瞳距的高度近视配戴者要选择桩头横断长度较长、镜腿张角可调的镜架。
4. 高度近视镜片较重，镜腿和镜脚的重量和宽度较大，重于镜圈。

### 三、镜片参数的匹配选择

1. 镜片度数高要选择折射率高、非球面、平凹或双凹镜片。
2. 高度屈光参差可选两种折射率，但要考虑片质色泽匹配度。

3. 高度参差或超高度近视慎重选择渐变多焦镜，如果矫正视力相差很大，可考虑好眼配戴渐变多焦镜，差眼配戴单光镜。

4. 双眼 $4^{\triangle}\sim12^{\triangle}$，优先考虑移心获得棱镜度，垂直棱镜考虑定制棱镜。

5. 染色片、变色片中的质变色要考虑双眼的美观效果，同时要考虑染色后与镜架的匹配度。

## 四、镜架与毛坯直径的匹配选择

1. 高度近视设定毛坯直径可以减少车边的量和防止轴位偏差。

2. 高度远视的全径镜片定制较小的毛坯可减少镜片的成镜重量。

3. 高度远视镜片毛坯的直径取决于瞳距、镜圈和鼻梁距。

4. 镜片在设计镜片毛坯时要预留车边最小量 2mm 及以上。镜架尺寸采用方框法测量。

总之，在特殊眼镜的设计中要考虑多种因素，抓主要因素，兼顾戴镜者的诉求。

## 主要参考文献

［1］瞿佳，陈浩. 眼镜学［M］. 3 版. 北京：人民卫生出版社，2017.

［2］瞿佳. 眼镜技术［M］. 北京：高等教育出版社，2005.

（陈涛文）

## 【课后练习题】

1. 镜架的测量方法有哪些？

2. 根据瞳距和镜架的参数，如何设计镜片毛坯的直径？

3. 高度近视散光和高度远视对镜架和镜片有哪些要求？

# 第十四章 镜片的材料和分类

目前用于制作光学镜片的材料有天然形成的光学介质、树脂、光学玻璃三大类，最常用的是光学玻璃和树脂。20世纪，天然水晶也常被作为镜片材料。水晶是天然形成的光学介质，由于其稀少和存在天然的缺陷，很少使用，在此简单介绍。水晶镜片为石英矿磨制成的镜片。古代有水晶能养颜明目的说法。该材料磨制的镜片有以下特点：主要成分是二氧化硅，纯水晶中含量高达99.99％。茶晶因含有其他元素所以会出现不同的颜色，同时减少了可见光透过率，紫外线及红外线透过率比较高。最大优点是硬度大，且不易受潮，磨成镜片后不易磨损。缺点是密度不匀，含有杂质（如条纹、气泡）等，可产生双折射观象，从而影响视觉效果。因此无论从眼睛保护、视力矫正还是美观的角度，通常都不推荐水晶作为镜片的材料，本章主要介绍光学玻璃和树脂两种。

## 第一节 光学玻璃镜片

玻璃是一种无结晶结构的无定形复合物，属于无机材料。玻璃因为没有固定的化学结构，所有没有确切的熔点。当玻璃被加热时，随着温度的升高而变软。玻璃随着温度的增加逐渐失去黏稠性，变成液体。当玻璃冷却时，它的黏稠性增加，并变得坚硬。从实际使用角度，玻璃可看作固体。这一特性使得玻璃可以在高温时被加工和铸型。在常温下，玻璃呈固态，透光性高，坚硬，易碎。由玻璃材料制成的光学镜片具有良好的透光性，表面进行抛光后会更加透明。

玻璃可分为光学玻璃和普通玻璃。制造镜片的玻璃属于光学玻璃。光学玻璃由多种氧化物组成，主要是二氧化硅、氧化钠、氧化钾、氧化钙和氧化钡等。如果加入其他氧化物，就能改变玻璃的某些特性，如折射率、透光率及硬度等。光学玻璃的质量要求很严格，以光学性能为主要参数，如折射率、色散系数及透光率等。普通玻璃则以热性能及机械性能为主要参数。根据材料折射率、镜片颜色等方面的差异，光学玻璃镜片材料可以分为普通玻璃材料、高折射率玻璃材料、染色玻璃材料和变色玻璃材料。

### 一、光学玻璃及光学玻璃镜片的生产

（一）光学玻璃镜片毛坯的生产

1. 单炉法：将适当的原材料和酶放进光滑的泥线坩埚里，然后把装满的坩埚放进温度达到 1000℃以上的熔炉里。7~8 小时后，加入的原材料熔化，并产生物理反应和化学反应。在续流法中遵循同样的程序。

2. 续流法：步骤如下。

（1）熔化：用电加热或天然气加热池炉，使原料熔化。

（2）澄清：原料熔化后会产生大量的气泡，必须进行脱泡处理。气泡上升的速度与液态玻璃的黏稠性成反比，黏稠性与温度成反比。因此可以通过提高温度使黏稠性下降，加快脱泡。

（3）搅拌：材料被进一步精制，通过搅拌，使其材质均匀并达到光学质量的要求。

（4）成形：将具有合适黏稠性和质量要求的玻璃液料滴入模具腔内，然后用自动压型机将其压制成镜片毛坯。

（5）退火：首先在镜片毛坯脱离模具后将其放入网带式退火炉，然后将镜片毛坯重新加温到退火温度，保持一段时间，最后按照控制的速度降温以消除内应力。

（6）检测入库：镜片毛坯经过退火消除内应力后，再进行各项物理特性和外观质量检测，除去不合格产品。

（二）光学玻璃镜片的表面处理

将玻璃镜片毛坯转化为镜片的程序称为表面处理。表面处理程序如下。

1. 装坯：将毛坯树脂或软的金属合金作为粘合剂吸附在金属按钮上，把数个毛坯吸附在一个固定器上可以同时磨制出几个面。

2. 粗磨：使用所需曲率的模具和粗砂将毛坯表面磨到大致曲率（磨料是碳化硅和水合成的糊状物）。

3. 细磨：使用较细的金刚砂（氧化铝砂）将镜片表面磨到正确的曲率。

4. 磨光：使用非常精细的研磨剂使镜片表面厚度达到 0.1mm，并适合抛光。

5. 抛光：将一块软质的垫片附于磨盘上，使用抛光剂进行抛光（氧化铁或氧化铈）。

6. 拆胶：镜片抛光检验满意后，将胶盘或金属盘整个浸入冷水中用木槌轻敲，使镜片脱离胶盘。

7. 检测入库：镜片生产完成后，需要经过顶焦度检测、光学中心处的棱镜度检测、表面质量检测、规格尺寸和包装检测方可入库。

### 二、光学玻璃材料的类型

(一) 普通玻璃材料

普通玻璃材料中 $60\%\sim70\%$ 为二氧化硅，其余则为氧化钙、钠和硼等多种物质混合在一起。有时也将折射率为 1.60 的镜片称为普通玻璃镜片。

1. 皇冠玻璃 (crown glass)：其折射率是 1.523，是制造传统光学镜片的材料，大部分被用作镜片，它是苏打、石灰和硅石的混合物，含 70% 硅石、12% 氧化钙 (CaO) 或石灰和 15% 氧化钠 ($Na_2O$)。在熔化过程中，加上少量的钠、硼、锑和砷作为精练剂可以改善玻璃的质量。

皇冠玻璃可分为三类。

(1) 硼硅皇冠玻璃 (borosilicate crown)：含 70% 硅酸盐、12% 硼、15% 氧化钠以及少量的钾、硼砂、锑和砷。折射率为 $1.51\sim1.52$，阿贝数 (色散的倒数) 为 $65\sim64$。

(2) 普通皇冠玻璃 (ordinary crown)：在制作过程中，除了硼被氧化钙或石灰代替外，含有与硼硅皇冠玻璃相同的成分。折射率为 $1.51\sim1.52$，阿贝数为 $60\sim58$。对光谱红端的色散不像硼硅皇冠玻璃那样大，能吸收 320nm 以下的紫外线，可见光平均透过率为 92% 以上。其在眼镜市场被称为光学白托片，是最常用的近视、远视及散光镜片。

(3) 钡皇冠玻璃 (barium crown)：含 $25\%\sim40\%$ 氧化钡。其他成分为硅、锌、硼、石灰、锑、锆和氧化铝。折射率为 $1.54\sim1.62$，阿贝数为 $60\sim55$。因此它有相对高的折射率、较低的色散。

2. 火石玻璃 (flint glass)：其沙的成分早先来自成粉的火石，故因此而得名，它含有约 60% 氧化铅 (PbO)、30% 硅、钠以及少量的砷和锑。

(1) 钡火石玻璃 (baryta flints)：含有 $40\%\sim65\%$ 钡、25% 硅和 $7\%\sim10\%$ 钠和钾。高含量的钡把镜片的折射率从 1.55 提高到 1.63。阿贝数对于折射率来说相对高，分别为 53 和 40。

(2) 普通火石玻璃 (ordinary flints)：含有与钡火石玻璃所含钡相同含量的氧化铅，其他成分与钡火石玻璃相同。折射率较高，从 1.52 到 1.90。阿贝数分别为 55 和 20，用于制作超薄镜片。密度低，比较适宜磨制高屈光度的镜片。可见光平均透过率为 87% 左右，350nm 以下的紫外线全部吸收。

3. 钡冕玻璃 (BaK)：在钡冕玻璃中加入微量氧化铈、氧化钕、氧化镨等稀土物质制成的镜片称为光学克罗克斯 (Crookes)。可见光区 580nm 处 (黄色) 的光线有明显的吸收，故镜片呈紫蓝色。345nm 以下的紫外线全部吸收，在近红外线区 720nm 及 820mn 两处 (即在日光下) 有小吸收峰，可见光平均透过率为 87% 以上。其具有双色效应，即在日光下呈紫蓝色，在白炽灯下呈浅紫红色。

(二) 染色玻璃

在玻璃材料中混合加入某些具有特殊吸收性质的金属盐后会表现出着色的效果。例如，加钴和镍（紫色），钴和铜（蓝色），铬（绿色），铁、镉（黄色），金、铜和硒（红色）等。这些染色玻璃材料主要应用于大规模生产平光太阳镜片或防护镜片。一些具有特殊过滤性质的浅色材料（棕色、灰色、绿色或粉红色）也被用于生产屈光矫正镜片，但这种镜片材料现在的需求并不多，主要原因是近视镜片或远视镜片的光心厚度与边缘厚度不同，从而使镜片的颜色深浅不一致，屈光度越高，颜色差异就越明显。

### （三）其他高折射率玻璃

在光学玻璃中加入新的化学元素可制成高折射率、低色散的材料。在材料中添加钛元素，可制成折射率为 1.7、阿贝数为 41 的材料，添加镧系元素可制成折射率为 1.8、阿贝数为 34 的材料，添加铌可制成折射率为 1.9、阿贝数为 30 的材料，这是目前折射率最高的镜片材料。采用这些材料时，由于折射率增加，所制造的镜片会越来越薄，材料比重的增加会使镜片的重量相应增加，从而抵消由镜片变薄而使镜片减轻的重量。

# 第二节　树脂镜片

树脂镜片以一种碳分子结构为基础。用来制作镜片的树脂材料必须质地均匀，透明且不易变形。原料来源有动物、植物、矿产三类。

## 一、树脂的类型

### （一）热塑性树脂

热塑性树脂具有加热后软化的性质，尤其适合热塑和注塑工艺。此类树脂有聚甲基丙烯酸甲酯（PMMA），俗称有机玻璃，但是由于其耐磨性较差和受热后易变形，很快就被 CR-39 代替。

### （二）热固性树脂

热固性树脂有加热后硬化的性质，加热不会变形。目前生产的树脂镜片大部分以这种类型为主，主要有 CR-39，化学名为烯丙基二甘醇碳酸酯。CR-39 是目前应用最广泛的制造普通树脂镜片的材料。

## 二、树脂镜片的生产

### （一）生产树脂镜片的材料

生产树脂镜片的材料有 CR-39、PMMA、聚碳酸酯（PC）等。

### （二）CR-39 镜片生产工艺流程

1. 先将模具和胶圈按照要求进行组合。

（1）胶带法：使用胶带模具组合机，将清洁合格的配伍模具自动定位，然后在模具边缘用聚酯胶带环绕一周。

（2）密封圈法：手工将一对清洁合格的模具分别安装在对应尺寸和规格并已经处理好的密封圈两侧。

2. 进行第一次固化：将填充好的模具送到固化炉（加热炉）中，经过一定时间的加热，材料发生聚合反应，由液体聚合为透明的固体。

3. 开模和磨边：将镜片和玻璃模具分离，然后把镜片在自动磨边机上进行磨边处理，使镜片边缘变得光滑，美观。

4. 镜片的清洗：磨边后的镜片存在磨削剩下的固体粉末和未反应的材料，要进行清洗。

5. 后固化（二次固化）：目的是消除内应力和进行镜片表面修整。

6. 检测：检测合格的镜片如果需要进一步处理，则流入下一个车间。

## 三、树脂镜片的优点和缺点

（一）树脂镜片的优点

1. 可承受较大冲击力，即使破裂，碎片刃口较钝。

2. 重量轻，仅为光学玻璃的50%，可以制作高屈光度的镜片。

3. 树脂镜片容易染色，可与服饰适度搭配。

4. 因热传导系数低，镜片"哈气"现象约减少60%。

5. 表面弹性大，可反弹高速粒子，不易损伤表面。

（二）树脂镜片的缺点

1. 表面易产生划痕。

2. 受热受压后易变形。

某些树脂镜片经加工处理后，可以克服上述缺点。

## 四、CR-39 镜片的物理性质

CR-39是目前应用最广泛的生产普通树脂镜片的材料，由美国哥伦比亚公司的化学家发现，是美国空军所研制的一系列聚合物中的第39号材料，因此得名。1955—1960年，CR-39被用来生产镜片，是第一代的超轻、抗冲击性能好的树脂镜片。CR-39是一种热固性材料，其单体呈液态，在加热和加入催化剂的条件下发生聚合固化。

目前CR-39已经占据75%的树脂镜片市场。CR-39的物理特性如下：

1. 重量较轻，比重为1.32。

2. 折射率较低，从1.489到大约1.503。

3. 阿贝数为58~59（色散较小）。

4. 其主要的缺点是耐磨性不如玻璃，表面易被擦伤，需要进行镀抗磨损膜处理。

5. "哈气"现象较少。

6. 冲击抵抗较大。

7. 树脂透镜可染成任何所需颜色。

8. 易于浇铸和抛光，可以采用模式压法来加工镜片表面的曲率，因此比较适用于非球面镜片的生产。

9. 抗反射镀膜效果不明显。

10. 不需做加固处理和测试。

如今使用的大部分中折射率和高折射率材料都是热固性树脂，其发展非常迅速。它们的折射率可以增加，从而改变原分子中电子的结构。与传统 CR−39 相比，中、高折射率树脂材料制成的镜片更轻、更薄。它们的比重与 CR−39 大体相同（在 1.20～1.40 之间），但是其色散比较大（阿贝数 45），抗热性能也较差，但抗紫外线效果较好，同时也可以进行染色和各种系统的表面镀膜处理。中、高折射率材料的镜片制造工艺与 CR−39 大体相同。目前折射率 1.67 的树脂材料十分流行，折射率 1.74 的树脂材料也已在市场上广泛使用，特别是高屈光度的镜片。

## 五、制作镜片的其他树脂材料

（一）聚甲基丙烯酸甲酯

1. 商品名 PMMA。

2. 折射率为 1.49。

3. 色散为 57.6。

4. 比重为 1.19，是皇冠玻璃的 1/2。

5. 表面硬度不够，易磨损。

6. 受热易变形。

（二）Igardz 镜片

1. 将 Igard 镜片表面涂以 CR−39，在高压下聚合制成。

2. 硬度与玻璃相近。

3. 在受到撞击时，碎片一般不超过三块，大而钝。

（三）聚碳酸酯

聚碳酸酯（PC）为热塑性材料，是直线形无定形结构的热塑聚合体。它的折射率为 1.586，抗冲击力比铝或锌高 4 倍，是所有透明材料中抗冲击力最高的，常称为太空片。聚碳酸酯优秀的抗冲击力也使它易于磨损，所以所有的聚碳酸酯透镜都在两边镀膜，以达到其他镀膜树脂抗磨损的标准。在染色方面，因为聚碳酸酯材料自身不易着色，所以通常需要可染色的抗磨损膜吸收颜色。

由聚碳酸酯制成的透镜的重量是玻璃透镜的一半，比 CR−39 镜片轻 10％。它的比重为 1.20。聚碳酸酯镜片能够阻止 99.99％ 的紫外线透过。

### 六、玻璃镜片和树脂镜片的比较

作为光学镜片材料的玻璃和树脂，各有优缺点，它们之间的比较见表14-1。

表14-1　玻璃镜片和树脂镜片的比较

| 特性 | 玻璃 | 树脂 |
| --- | --- | --- |
| 抗冲击力 | 弱 | 强 |
| 破碎后的碎片 | 尖锐 | 钝 |
| 重量 | 重 | 轻 |
| 光透过 | 多 | 少 |
| 内反射 | 多 | 少 |
| 雾化倾向 | 严重 | 减少60% |
| 抗磨损 | 较强 | 较弱 |
| 紫外线吸收 | 多 | 少 |
| 折射率 | 较高（最高1.9） | 较低（最高1.74） |
| 再成形和表面处理 | 能 | 不能 |

# 第三节　其他镜片材料

除了水晶镜片材料、树脂镜片材料、光学玻璃镜片材料，还有光致变色材料这一常用的重要特殊功能镜片材料。近年来，光致变色材料应用越来越广泛，在汽车挡风玻璃、装饰和防护包装材料等方面运用较多。在最新材料研究领域，也能看到光致变色材料，如光纤通信、光能信息存储和光记录等。光致变色镜片材料的特点是能够随着周围光线的变化而自动变色，使得镜片颜色能够随着光线的不断变化而相应变深变浅。光致变色镜片分为光致变色玻璃镜片和光致变色树脂镜片。光致变色玻璃镜片在镜片原材料中加入卤化银微粒，在紫外线作用下卤化银会分解成卤素离子和银离子，从而使镜片产生变色。如果紫外线强弱不同，变色程度也不同。

光致变色树脂镜片在树脂材料中加入了可以感光的物质，在某特殊波段的紫外线照射下，这些感光物质的结构会发生变化，从而改变材料的光吸收能力。这些感光物质和树脂材料的结合主要有两种方式：一种是在聚合前就与液态单体混合，另一种是在聚合后再渗入材料中。光致变色树脂镜片一般会同时使用几种感光物质，在生产中使这些不同的变色效果相结合，使镜片迅速变色，而不会完全受温度的影响。

# 第四节　强化镜片和加固法

以热或化学处理方法加强镜片的强度，经过强化处理的镜片比普通镜片耐用，不但不易破裂，表面硬度也增加，更耐磨擦。如果镜片破裂，碎片多为正方形，所以对眼睛的伤害也较小。经过强化处理的镜片称为强化镜片。

## 一、强化镜片的类型

1. 树脂镜片：在同样厚度的条件下，树脂镜片比玻璃镜片具有更高的抗冲击力，树脂镜片一般不需加固处理。
2. 热加固法处理玻璃镜片：经过热加固后的玻璃镜片。
3. 化学加固法处理玻璃镜片：经过化学加固后的玻璃镜片。
4. 层压玻璃镜片：两层皇冠玻璃中间粘着一层树脂材料。

## 二、加固法

（一）热加固法

严格控制加热过程，使玻璃被加热到它的软化点，然后迅速冷却。突然的冷却使镜片表面产生收缩，从而使整个透镜产生一种张力状态，产生的这种压缩-张力表层，常称为压力外壳。热加固法常用于普通皇冠玻璃。

（二）化学加固法

玻璃镜片被浸泡在温度为470℃，恰好低于玻璃的软化点的溶化盐浴槽中。玻璃内的钠离子和溶化盐中的钾离子发生化学交换，使玻璃表面产生一个高度的压缩。化学加固法处理的镜片，其压缩比热加固法处理的镜片更大。

## 三、加固透镜的测试

1. 偏振光镜或胁变观察器：用于测试化学加固法处理的镜片。偏振光镜包含交叉偏振滤光片。把镜片放在滤光片之间，滤光片下带有光源，观察者在滤光片上进行观察。化学加固法处理过的镜片将呈现特征性的染色图案，这种图案与马耳他"十"字或亮暗交替的随机图案相似。
2. 坠球试验：可用于测试热加固法和化学加固法处理后的镜片。方法：一个直径为16mm、重18g的钢珠，从1.27m的高度自由落下，落在镜片上，然后观察镜片是否完好无损。
3. Kirk化学加固测试装置：用于测试化学加固法处理的镜片。该装置含有一根管子，管子中充填着用来浸泡镜片边缘的特殊的油。然后用偏振光镜使化学加固法处理的镜片的边缘产生一个特征性的彩虹效应。

## 四、热加固法和化学加固法的比较

1. 对于±5.00D以上的镜片，热加固法不理想，而化学加固法可达到理想的效果。
2. 厚度：热加固法使镜片的厚度增加，而化学加固法不改变镜片的厚度。
3. 两种加固法处理的镜片的表面被磨擦后，对冲击的抵抗力均下降。
4. 光致变色镜片：不能使用热加固法，只能使用化学加固法处理。

## 五、叠合安全镜片

将一薄层塑料胶合于两片玻璃之间，当叠合安全镜片受到冲击时，如玻璃破裂，破片仍会粘于塑胶片上，明显减少了镜片破裂后对眼睛的伤害。

# 第五节　吸收镜片

吸收镜片（absorption lens）主要用于防护眼睛。
1. 辐射防护：主要防止热能、强光、紫外线对人眼的伤害。
2. 机械防护：主要防止外力给人眼带来的伤害。

## 一、光谱的划分和对眼的影响

1. 短波紫外线：波长范围为136～310nm。短波紫外线具有累积效应，长时间或频繁暴露在短波紫外线中会导致晶体囊膜肿胀、晶体结构改变，造成晶体核甚至视网膜的损害。

2. 长波紫外线：波长范围为310～390nm。除了在晶体产生荧光性辐射，紫外线暴露对健康眼没有损害。但如果视网膜吸收紫外线，暗适应会受到损害。

3. 可见光：波长范围为390～780nm。在一般强度下，可见光对健康眼没有太大损害，如果强度太大，会导致畏光。

4. 短波红外线：波长范围为780～1500nm。红外线辐射主要被晶体吸收。高强度的红外线的短时间暴露也可能会使晶体浑浊，以后发展为板层状白内障，视网膜和脉络膜也会产生烧灼样损害。

5. 长波红外线：波长范围为1500nm及以上。长波红外线被角膜吸收，过长时间的暴露会导致轻度的结膜炎，也有人认为会导致角膜炎。

## 二、吸收镜片的分类

### （一）染色玻璃镜片

在无色光学玻璃配方中加入某些氧化物作为染色剂，使玻璃对可见光有选择性吸收或透过而呈现不同颜色。其主要用来遮光和制作各种防护镜，使眼睛避免受到有害射线、风沙、化学药品和有毒气体等的伤害，起到保护眼睛的作用。

该镜片可见光的平均透过率在10％～30％。近年来，色泽趋向浅色，故平均透过率提高到40％～60％。紫外线大部分被吸收，红外线吸收良好，主要用于制造太阳镜。常见的染色玻璃镜片如下。

1. 灰色玻璃镜片：在镜片材料中添加氧化钴、氧化铜、氧化铁和氧化镍等着色，该类镜片能均匀吸收可见光，具有吸收紫外线和红外线的作用，可制作太阳镜，适合司机配戴。

2. 茶色玻璃镜片：在镜片材料中添加氧化猛、氧化铁及氧化镍等着色，具有吸收紫外线和防眩光的作用，视物不受蓝天色泽影响，层次分明，视物清晰。可以推荐给主诉室内眩光和荧光照明下视觉不适的患者配戴。

3. 绿色玻璃镜片：在镜片材料中添加氧化钴、氧化铜、氧化铬、氧化铁和氧化铈等着色，具有吸收紫外线和红外线的作用，可用作气焊、电焊和氩弧焊人员的防护镜。

4. 蓝色玻璃镜片：在镜片材料中添加氧化钴、氧化铁、氧化铜及氧化锰等着色，具有防眩光的作用，适合制作高温炉操作工人的防护镜。

5. 黄色玻璃镜片：在镜片材料中添加硫化镉、氧化铈及氧化钛着色，具有吸收紫外线的作用，且视物清晰、明亮，适合司机在阴雨或雾天配戴。

6. 红色玻璃镜片：在镜片材料中添加硒化镉、硫化镉等着色，具有防止荧光刺眼的作用，可用作放射操作相关医务人员的防护镜。

### （二）吸收紫外线、均匀透过可见光的染色镜片

1. 克罗克斯镜片（Crookes）：简称克斯片，分为普通克斯片和光学克斯片两种。光学克斯片简称光克片，其在钡皇冠玻璃成分中添加微量的氧化铈、氧化钕和氧化镨等物质，使镜片有明显的双色效应，在白炽灯下呈浅紫红色，在日光灯下呈紫蓝色，可吸收340nm以下的紫外线，折射率为1.523，透光率为87％以上。

2. 光学克罗赛脱片（Cruxite）：在无色光学玻璃中引入氧化锰、氧化铈或硒等制成，呈浅粉红色。波长350nm以下的紫外线全部吸收，折射率为1.523，可见光平均透过率为88％。

由于降低了可见光透过率，既能适当减弱强光对眼的刺激，又能保证视物清晰，使戴镜者感觉舒适。这类镜片对畏光、在视屏显示终端前或荧光灯下视觉不适的患者有帮助。

### （三）特殊用途的染色镜片

1. 黄色染色镜片（射击眼镜或室外眼镜）：这类镜片的颜色为黄色，吸收大多数紫

外线，但对可见光有很高的透过率，可达 90% 以上。透光曲线很不均匀，在 570～590nm 之间有极其陡峭的降落。强烈吸收黄色光谱，既可减少炫目，也增强光谱红色和蓝色的对比，可使混合色彩变得更加生动，使眼睛分辨红色和绿色的能力提高。理论上，这类镜片可减少云雾模糊，使远物变得可见。对于需要在云雾中迅速分辨红绿色者和红色与绿色辨别力弱的人大有好处。

2. 黑烟镜片（dark smoke）：外观上为深灰黑色，能快速使视力下降。这类镜片可用于暂时缓解眼病所致的急性畏光。

3. 特黑绿镜片（extra dark green）：这类镜片能减小可见性，限于特殊职业的工作人员配戴。透过率曲线相当低，主要吸收辐射以用于工作保护。

（四）具有吸收性质的化学制剂嵌入的镜片

1. 偏振光镜（polaroid）：偏振材料为包裹着超微 herepathite 晶体的硝基纤维素，通过特殊处理，herepathite 晶体的光轴互相平行。偏振光镜能很好地减少在非常明亮的天气下来自明亮的平面（如高速公路、水面、雪地等）的眩光。

2. 光致变色玻璃材料：属于硅酸硼类玻璃，折射率为 1.523。光致变色是通过改变材料的光吸收属性，使材料对太阳光强度做出反应的一种性质。它的基本原理是使普通的玻璃在紫外线照射下颜色变深，以及在周围高温的影响下颜色变淡，这两个过程是可逆的，而且可能一直存在。这一现象是通过激活在材料中混合的光致变色物质完成的。1962 年出现了第一代光致变色玻璃材料，此后其性能不断改进。第一代是在玻璃材料中加入了卤化银晶体，银离子和卤素离子之间可发生电子交换，在没有光线的条件下，卤化银呈离子态，因银离子是透明的，所以镜片也是透明的。而在紫外线照射下，不稳定电子离开了卤素离子，与银离子结合为金属银并吸收光，镜片颜色则变深。当紫外线减弱时，电子离开银离子返回到卤素离子，镜片逐渐恢复原来的透明状态。一般的光致变色玻璃在变色的同时也会受到温度的控制，在光照度不变时，温度越低，则镜片颜色越深。光致变色材料通常是灰色和棕色的，俗称茶变和灰变，如果需要其他的颜色也可以通过专门的工艺制作。所有的镜片，包括熔化双焦点镜片、渐变多焦镜片都可以使用光致变色玻璃来制造。

在激活（着色）状态下，光致变色玻璃镜片可完全消除 399nm 以下紫外线，并能吸收可见光中性光谱，视感舒适。光致变色玻璃镜片具有良好的化学稳定性和机械强度，是较理想的遮阳镜片。

3. 光致变色树脂材料：1986 年出现了第一代光致变色树脂镜片，真正开始普及是在 1990 年第一代 Transition 镜片出现以后。光致变色的效果是在材料中加入了感光物质而达到的，在特殊波段的紫外线照射下，这些感光物质的结构发生变化，从而改变了材料的光吸收能力。这些感光物质与树脂材料的结合主要有两种方式：在聚合前就与液态单体混合，或者在聚合后再渗入树脂材料中（Transition 镜片就运用后一种方法）。光致变色树脂镜片采用几种感光物质，在最后的制造中使这些不同的变色效果结合起来，这使得镜片变色不但迅速，而且不完全受温度的控制。

1993 年一种新型的光致变色树脂镜片投放市场，这种镜片采用树脂材料做片基，用渗透法在镜片的凸面渗透了一层光致变色材料，然后再镀上一层抗磨损膜，起保护和耐磨的作用。这项工艺技术的优点：可以使镜片的变色效果不会随屈光度加深而出现镜片中央与周边颜色深浅不一的情况，弥补了光致变色玻璃镜片的不足。片基是树脂材料，较轻而且抗冲击，所以这种镜片特别适用于各种屈光不正者。

（五）镀膜镜片

玻璃制成的纯白镜片可镀膜成一致颜色或各种深浅不同颜色的镜片。颜色通常可用百分比说明，如20%灰色梯度。镜片的镀膜指把一层金属的氟化物或氧化物薄膜镀于镜片的一面或两面。

（六）染色树脂镜片

用于制造太阳眼镜镜片的材料基本上都在聚合前加入染色剂，特别适合大批量制造各色平光太阳眼镜镜片，同时在材料中加入可吸收紫外线的物质。现在的一项技术：将镜片浸泡在溶有有机色素的热水中，常用的染色剂有红色、绿色、黄色、蓝色、灰色和棕色，根据需求任意调染，颜色的深浅也可以控制，可以将整片镜片染色成一种颜色，也可以染成逐渐变化的颜色，如镜片上部为深色，往下逐渐变浅，即俗称的双色或渐进色。有机色素的出现，解决了屈光不正者配戴太阳眼镜的问题。

## 主要参考文献

［1］高雅萍. 眼镜材料技术［M］. 北京：高等教育出版社，2015.
［2］王玲. 眼镜材料加工基础与应用［M］. 南京：南京大学出版社，2012.

（熊玲　陈涛文）

## 【课后练习题】

1. 树脂镜片的优点有哪些？
2. 试述光致变色玻璃镜片的原理。
3. 试述光致变色树脂镜片的原理。
4. 试述热固性树脂和热塑性树脂的区别。

# 第十五章　镜架的相关内容

## 第一节　镜架的特征、结构以及规格尺寸和表示方法

一副合格的镜架应该具有以下特征：能够牢固固定不同屈光度的透镜；镜架材料稳定、安全、可靠，对皮肤没有伤害；重量轻、结实、不易变形；使用、维修方便；款式新颖、外形美观；配戴舒适，经久耐用，抗腐蚀能力强。

### 一、镜架的结构

镜架是眼镜的重要组成部分，主要起到支撑镜片的作用，外形美观的镜架还可起到修饰脸型的作用。镜架由三部分构成，分别是镜圈（镜框）、镜腿和鼻梁，除以上部件外，还有脚套、鼻托、桩头、铰链、锁接管等辅助零件。镜架的基本部件见图15-1。

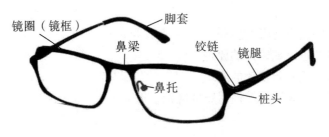

图15-1　镜架的基本部件

（一）镜圈（镜框）

镜圈指镜片装配的位置，用金属丝、尼龙丝以及螺钉，凭借沟槽或螺钉来固定镜片。镜圈会影响镜片的切割形状和整个眼镜的外形。目前市面上有半个镜圈形状的半框镜架，并且还有一些完全没有镜圈的，如无框镜架。

（二）鼻梁

鼻梁用于连接左右两个镜圈或直接与两个镜片连接固定。鼻梁有直接放置于戴镜者鼻部的，也可以通过鼻托托支撑于戴镜者鼻部。

（三）鼻托

鼻托包括托叶支架、托叶箱和托叶。托叶是直接接触戴镜者鼻部的衬垫，起着支撑和稳定整个镜架的作用。浇铸成形的塑料镜架可以完全没有托叶支架，托叶直接与镜圈连成一体。

（四）桩头

桩头位于镜腿和镜圈的连接处，一般情况下是弯曲形状。

（五）镜腿

镜腿架在戴镜者耳朵上，可有少许活动度，通过桩头连接于镜圈或镜片的颞侧，起着固定镜架的作用。

（六）铰链

连接镜腿和桩头的一个关节。

（七）锁接管

将螺钉旋紧，镜圈开口的两侧锁接管就会紧固，进而起到固定左右两个镜片的作用。

## 二、镜架的规格尺寸和表示方法

镜架的规格尺寸由三部分组成，分别是镜圈、鼻梁和镜腿。规格尺寸根据单数和双数分为两种类型。镜圈尺寸如果是单数，范围为 33~59mm；镜圈尺寸如果是双数，范围为 34~60mm；鼻梁尺寸如果是单数，范围为 13~21mm；鼻梁尺寸如果是双数，范围为 14~22mm；镜腿尺寸如果是单数，范围为 125~155mm；镜腿尺寸如果是双数，范围为 126~156mm。

镜架规格尺寸的表示方法有很多种，目前最为常用的表示方法有两种：基准线法和方框法。虽然两种测量方法都有效，但是要区分这两种方法。

（一）基准线法

我国及欧美一些发达国家基本采用这种方法进行镜架的测量。这种测量法的前提是做好基准线，即在镜架的结构中，人为地绘出一条基准线，以此为参照，用来定义和度量镜架各部分的尺寸。

具体测量方法：在镜架左右两个镜圈内缘（即左右镜片外形）的最高点与最低点做两条相互平行的切线，最高点水平切线和最低点水平切线间的等分线即为基准线。所有垂直方向的测量都起自基准线（图 15-2）。

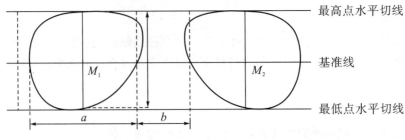

**图 15−2  基准线法示意图**

基准线与镜片鼻侧和颞侧交点间的水平距离为镜圈尺寸 $a$。基准线与左右两个镜圈鼻侧交点间的水平距离为鼻梁尺寸 $b$。基准线长度的中心点为准线中心，即镜片的几何中心（$M_1$ 和 $M_2$）。两个镜片的几何中心距离为基准中心距（$M_1M_2$）。镜腿的铰链孔中心与镜腿末端的距离即为镜腿尺寸。

镜架的规格尺寸一般标注在镜腿的内侧。一些高档镜架或进口镜架大多采用基准线法来表示。标有"−"标记时表示采用基准线法。例如，54−18−135，"54"代表镜圈尺寸为 54mm，"18"代表鼻梁尺寸为 18mm，"135"代表镜腿尺寸为 135mm。

**（二）方框法**

方框法是指在左右两个镜圈内边缘（即左右镜片的外缘）分别做上、下水平和鼻侧、颞侧垂直方向的切线，4 条切线围成一个矩形，称为方框，用以定义和测量镜架的各部分尺寸（图 15−3）。

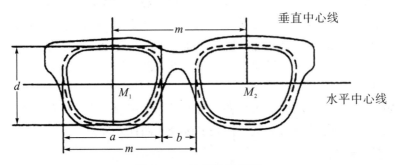

**图 15−3  方框法示意图**

方框的整个宽度即为镜圈尺寸 $a$，也等于镜片的整个宽度。左右两个方框之间的水平距离为鼻梁尺寸 $b$。$m$ 是眼镜架几何中心距离。方框顶、底两条平行线的中线为水平中心线，是镜片高度的水平等分线，类似于基准线法中的基准线。方框顶水平线与底水平线之间的距离为镜架的高度 $d$。

标有"□"标记时表示采用方框法。例如，56□16−138，"56"代表镜圈尺寸为 56mm，"16"代表鼻梁尺寸为 16mm，"138"代表镜腿尺寸为 138mm。

# 第二节　镜架的材料和款式

## 一、镜架的材料

镜架的材料是决定整个框架眼镜价格的重要因素之一。目前市面上主要有天然材料、金属材料、塑料材料三大类镜架材料。

（一）天然材料及其特性

自古就有人使用特殊木材（如檀木）、动物的角（如牛角、羊角）、玳瑁甲等一些天然材料制作镜架，最具代表性的就是玳瑁甲镜架。

1. 玳瑁甲材料。

玳瑁是一种海龟，其身上的壳就是玳瑁甲。这种海龟生活在热带、亚热带的沿海地区，其背上的角质板表面光滑，具有淡黄色和褐色相间的花纹，非常漂亮。玳瑁甲具有独特的光泽，常用作镜架材料，且具有质轻、耐用不变形、易加工抛光、对皮肤无刺激、出汗时镜架不下滑等优点。玳瑁甲的颜色非常丰富，品质通常以颜色而论，有琥珀、金黄、亚黄、灰暗、中斑、中红、深斑及乌云等8种颜色。由于目前玳瑁已濒临灭绝，被列为珍稀保护动物，全球禁止玳瑁甲制品加工买卖，玳瑁甲原材料的库存已十分稀少，并且玳瑁甲加工时要求的技术含量较高，所以玳瑁甲制作的镜架价格非常昂贵。

由于玳瑁甲镜架的特殊性，在调整与保养镜架时需要格外注意：首先将水煮沸至90℃以上，将需要调整的玳瑁甲部位浸入水中加温使其软化，时间依玳瑁甲的厚度而定。取出调整时，快调慢折，先进行小部分的调整可避免发生折断现象。玳瑁甲冷却的时间很快，如转硬则需从头开始反复处理。玳瑁甲镜架调整好之后如果能浸泡一个晚上的冷水，则能使其色泽更加鲜亮。清洗玳瑁甲镜架时切记勿用超声波清洗，因其震动频率会使镜架与金属物磨擦而产生刮伤，使玳瑁甲镜架发白失去光泽。

2. 角质材料。

古代曾用牛、羊等动物的角来制作镜框，但现在已经很少使用。角质材料的特点是对皮肤无刺激，手感舒适，色泽温润，但是加工制作难度很大，成本很高。

3. 木质材料。

木质材料是绿色环保材料。木质材料具有纹理美观、色泽丰富、富有弹性、对皮肤无刺激、手感舒适等优点。但是木质镜架在加工时必须手工完成，成形后很难再进行调整，故木质材料很少用于制造镜圈，一般是镜圈使用金属材料或塑料材料，镜腿采用木质材料。

（二）金属材料及其特性

金属镜架主要采用金属材料制造（鼻托、镜腿和桩头除外），通过有凹槽的镜圈来支撑镜片。在放置镜片时，需要先将镜架的铰链打开。镜架所使用的金属材料要求具有一定的硬度、柔软度、弹性、耐腐蚀性，对人体无害等。目前，适用于制作镜架的金属材料主要有铜合金、镍合金、钛及钛合金、贵金属等。

1. 铜合金。

铜合金是采用纯铜作为基体，然后加入一种或其他几种元素所构成的合金。纯铜呈紫红色，密度为 8.96，熔点达到 1083℃，具有良好的导电性、导热性。常见的铜合金有白铜、青铜、黄铜等。由于加工成本较低，机械加工性良好，铜合金是广泛用于镜架制作的金属材料。但铜及铜合金耐腐蚀性较差，易生锈，强度不够，弹性较差，常用于低档镜架及中档镜架的鼻托托叶的托叶芯。

（1）白铜：又称为锌白铜（洋白或洋银），是以铜为基体，镍作为主要添加元素的一种铜合金。铜镍二元合金称为普通白铜，加有锰、铁、铝、锌等元素的白铜合金则称为复杂白铜。制作镜架的白铜一般为铜镍锌合金，其中铜含量为 64％，镍含量为 18％，锌含量为 18％。其耐酸性好，弹性好，易加工，成本较低，但易生锈呈铜绿色，常用于制造低档镜架以及儿童镜架的各种部件。

（2）黄铜（铜锌合金）：是以铜作为基体，锌作为主要添加元素的一种铜合金，具有美观的黄色。铜锌二元合金称为简单黄铜或普通黄铜，三元以上的黄铜则称为复杂黄铜或特殊黄铜。用于制作镜架的黄铜，铜含量为 63％～65％，锌含量为 35％。其易切削加工，具有良好的机械加工性能，但易变色、硬度低，常用于制作低档镜架的鼻托托叶的托叶芯。

（3）青铜（铜锡合金）：铜锡合金是以铜为基体，锌作为主要添加元素的铜合金，其中锡含量为 5％～25％，锌含量为 2％～10％。铜锡合金的弹性、耐磨性、耐腐蚀性较好，但加工困难，对酸性物质抗腐蚀性差，所以价格较高，常用于制作镜架的弹簧和镜圈等。

（4）铜镍锌锡合金：是以铜为基体，再添加镍、锌、锡元素的四元合金，其中铜含量为 62％，镍含量为 23％，锌含量为 13％，锡含量为 2％。铜镍锌锡合金具有很好的弹性，常用于制作镜架的鼻梁、镜圈以及镜腿。

2. 镍合金。

镍合金是以镍为基体加入其他元素组成的合金。纯镍具有良好的力学、物理和化学性能，添加适量的其他元素如铜、铁、锰、铬、硅、镁等可提高它的抗氧化性、耐腐蚀性、高温强度和改善某些物理性能。一般镍合金的耐腐蚀性较好，硬度较高，且不易生锈，机械性能比铜合金更好。

（1）镍铜合金：又称为蒙乃尔合金，是以镍作为基体，然后添加铜、锰、铁等元素而成的合金，其中镍含量为 63％～67％，铜含量为 28％～31％，再加入少量的铁、锰等。镍铜合金的强度、弹性、耐腐蚀性和焊接抗拉性均较好，常用于制作中档镜架和镜圈。

（2）镍铬合金：又称为高镍合金，是以镍为基体，添加铬、银、铜等元素而成的合金，其中镍含量为 84％，铬含量为 12.5％，银含量为 12.5％，铜含量为 1％，再加入少量其他微量元素。镍铬合金的强度、弹性、耐腐蚀性比镍铜合金均更好，常用于制作高档镜架。

（3）不锈钢：是一种镍铬合金材料，其中铁含量为 70%，铬含量为 18%，镍含量为 8%，其他元素含量为 0.1%～0.3%。不锈钢的弹性、耐腐蚀性很好，但是强度差，焊接加工较困难，常用于制作镜架的镜腿、螺钉、包金镜架基体。

3. 钛及钛合金。

钛金属耐腐蚀性较好，质地较轻，但是由于钛和钛合金在切削、冲压、焊接等方面有比较高的要求，钛和钛合金的镜架制作成本较高，价格比较昂贵。

（1）纯钛：是一种银白色的金属，密度为 4.54g/cm³，比钢轻 43%，比镁稍重一些。纯钛是一种超轻量的金属，机械强度却与钢相差不多，比铝大两倍，比镁大五倍。钛耐高温，熔点 1668℃，比黄金高 104℃，比钢高近 227℃。纯钛是指钛的纯度达到 89% 以上的钛金属材料，具有熔点高、抗腐蚀性强、比重轻、电镀层牢固、富有弹性、不引起皮肤过敏等优点。纯钛的缺点是材料较软，因此只能把镜架做得比较粗，才可以保证镜架的强度和稳定性。其常用于制造中、高档镜架。

（2）钛合金：由于纯钛的强度很低，常与铁、镍、铝等元素熔炼成钛合金。常见的钛合金有 α 型钛合金、β 型钛合金、α/β 型钛合金。钛合金具有高强度、耐低温、耐高温、抗强酸强碱等特性，是制作眼镜的良好材料。

一般来说，纯钛和钛合金镜架并不是所有部件都是由钛制造的，这些标识多刻印在镜腿内侧或印刷在镜架撑片上。一般纯钛镜架的表示符号为 Titan-P、Ti-P、PURE TITANIUM 或 100% TITANIUM，该标记表明除鼻托托叶支架、铰链和螺钉外，其余部分均由纯钛材料制作。

（3）记忆钛合金：是由镍、钛两种金属按原子比 1∶1 所组成的一种新合金，比一般合金轻 25%。在加热升温后，记忆钛合金可以完全消除其在较低的温度下发生的变形，恢复其变形前的原始形状，即拥有"记忆"效应。记忆钛合金在 0℃ 以下表现为形状记忆的特性，在 0℃～40℃ 表现为高弹性，可 180° 弯曲不变形，遇外力扭转可自动恢复。

记忆钛合金可塑性强，柔软轻盈，持久耐用，弹性超强，可任意弯曲，且不易损坏。采用记忆钛合金制作的镜架，可以承受比普通镜架更大的变形而不发生损坏。记忆钛合金已广泛运用于制作镜架，受到很多消费者的喜爱。镜架的鼻梁和镜腿采用记忆钛合金可使舒适感增加，且不易磨损。用超强弹性的记忆钛合金丝制作镜架，即使镜片产生热膨胀，记忆钛合金丝也可以依靠超强弹性的恒定力固定镜片。

4. 贵金属。

（1）纯金：呈黄色，是一种广受欢迎的贵金属，在大气中不会被腐蚀氧化。纯金比较柔软，有很好的延展性，故一般不用纯金制作镜架，而采用金与银、铜等按一定比例混合而成的合金来制作高档镜架。合金的含金量一般用开（Karat，K）来表示，指合金中黄金对其他金属的比例，以金的 1/24 倍数来表示。24K 为纯金，18K 表示含金量为 75%（18/24=75%）。镜架材料多采用 18K、14K 和 12K 的合金。

（2）包金：又称为碾金，是在基体金属外包一层合金，使其具有金的性质，高档镜架常使用包金。包金镜架的基本材料一般是黄铜、白铜、镍和金合金等。包金镜架的表示方法有两种：金含量在 1/20 以上，用 GF 表示；金含量在 1/20 以下，用 RGP 表示。

例如，在一副眼镜上标有"1/10 12K GF"字样，则表示该镜架是用 12K 包金，GF 表示包金符号，所用包金占镜架整体质量的 1/10，纯金含量为 $1/10×12/24＝0.05$，说明纯金占整个镜架质量的 5％。包金镜架具有质量轻、抗晦暗和汗水、容易调整和维修等优点，但比镀金镜架更贵。

（3）镀金：镀金镜架上刻有 GP 字样，同时标有含金量，它是用化学电镀法将金镀在镜架表面上。镀金呈金黄色，延展性好，不易褪色，常采用镀金工艺来制造中、高档金属镜架，比包金镜架的制作成本更低。镜架上刻有多少 K，表示用多少 K 金镀在镜架表面，而不是镜架本身含有多少 K 的金，如 14K GP，即表示镀有一层 14K 金。

（4）铂及铂金族：纯铂和纯金一样柔软，一般与其他铂金元素合成合金来使用。铂金元素包括铂、钯、铱、锇、铑、钌 6 钟金属，统称为铂金族。镜架多采用铂铱合金，钯和铑多用于金属镜架的电镀材料。

（5）纯银：为含量接近 100％的金属银，是一种美丽的银白色金属，具有很好的延展性。但是纯银比其他金属更软，不是特别适合制作镜架。

（三）塑料材料及其特性

塑料是以单体作为原材料，通过缩聚反应或加聚反应聚合而成的一种高分子化合物，可以自由改变成分及形体形状，有多种添加剂，如可塑剂、稳定剂、润滑剂、色料等。树脂作为塑料的主要成分，约占塑料总重量的 40％以上。塑料的基本性能主要取决于树脂的本性，但添加剂同样也起着重要的作用。有些塑料则是由合成树脂组成，不含或含有少量添加剂，如聚苯乙烯、有机玻璃等。

1. 塑料材料的分类。

用来制作镜架的塑料材料一般都是合成树脂，大致可以分为以下两大类。

（1）热塑性材料：这种材料遇热便软化，遇冷便硬化。可反复加热，再成形。醋酸纤维、硝酸纤维、丙酸纤维等材料都是热塑性材料。这类材料常用来制作镜架，易于对镜圈及镜腿进行整形。

（2）热固性材料：这种材料是在加热的情况下固化成一永久的形状，一旦成形便不能再整形，即使进一步加热也不能使之软化。故通常与热塑性材料混合使用，这样镜架可以拥有部分热塑性材料的特性。

2. 常见的镜架塑料材料。

（1）醋酸纤维：属于热塑性材料，由醋酸纤维素、可塑剂、着色剂、安定剂和润滑剂等合成。不易燃烧，在紫外线照射下不易变色，透明性好，易着色，吸收性良好。缺点是易受化学物质如酸、碱等的侵蚀。

（2）丙酸纤维：属于热塑性材料，由丙酸纤维素，少量可塑剂、着色剂和安定剂等合成。不易燃烧，不易变色，柔软性好，尺寸稳定性、加工成形性均较好。缺点是容易被酸、碱等化学物质侵蚀。

（3）硝酸纤维：又称为赛璐珞，属于热塑性材料，包含樟脑、润滑剂、染料等。其可塑性较好，有良好的硬度、可染色性，极少导致皮肤过敏。但是硝酸纤维的化学稳定性和热稳定性均较差，易受酸性物质腐蚀，易变黄老化，易燃。

（4）碳素纤维：属于热塑性材料，是由碳素纤维强化合成的树脂材料。碳素纤维又称为碳纤维，在国际上被誉为"黑色黄金"，用碳素纤维制成的复合材料具有极高的强度，且超轻、耐高温、耐高压、耐腐蚀、弹性较好。

（5）聚酰胺：俗称尼龙（nylon），属于热塑性材料，是世界上出现的第一种合成纤维。美国 Du Pont 公司最先开发出尼龙，用于生产纤维，1939 年尼龙实现工业化。20 世纪 50 年代人们开始开发和生产注塑制品，用以取代金属，满足工业制品轻量化、低成本的要求。聚酰胺主链上有许多重复的酰胺基，如果用作塑料则称为尼龙，如果用作合成纤维则称为锦纶。聚酰胺可由二元酸和二元胺制取，也可以用环内酰胺和 $\omega$－氨基酸来合成。根据二元酸和二元胺或氨基酸中含有碳原子的数量，可以制得多种不同的聚酰胺。聚酰胺的品种较多，达几十种，其中以聚酰胺－66、聚酰胺－6 和聚酰胺－610 的应用最广泛。

尼龙为白色，不透明，强度大，不易破裂，耐热性、耐冲击性、耐磨性、耐溶剂性和自身润滑性均很好。

（6）环氧树脂：属于热固性材料，但材料加热到一定温度时又具有热塑性材料的可塑性，由环氧树脂加适量固化剂反应而成。最早由欧洲的眼镜企业开发出来，主要用于制造高档镜架。环氧树脂密度小，比醋酸纤维轻 20%～30%，比硝酸纤维轻 39%。其着色性、尺寸稳定性均较好，但是收缩性较差。

（7）TR－90：又称为塑胶钛，是一种具有记忆功能的高分子材料，是目前国际上最流行的超轻镜架材料。TR－90 镜架表面润滑，密度为 $1.14\sim1.15g/cm^3$，比其他塑料镜架轻，约为板材镜架重量的一半，可减少鼻梁、耳朵的负担，适合青少年使用。其耐磨性、抗化学性、耐腐蚀性和耐气候性均较好，不易燃烧。而且它是记忆性高分子材料，不易变形。因为 TR－90 镜架弹性较大，韧性强，不易断裂，所以具有运动安全性。TR－90 比其他塑料镜架材料要贵得多，而且制作工艺也比较严格，所以 TR－90 镜架的价格要比其他塑料镜架更高。

## 二、镜架款式

镜圈的形状多样化，有圆形、椭圆形、多角形、双梁歪梨形（俗称蛤蟆镜）、方框形等。根据镜圈形状和款式，常见的镜架主要分为全框镜架、半框镜架、无框镜架、组合式镜架、折叠镜架、眉毛镜架等。总之，现在的镜架款式越来越丰富。

### （一）全框镜架

全框镜架是目前最常见的一款镜架类型，其最大的优点是镜框较为牢固，易定形，稳定性较好，可以遮掩部分镜片的厚度，是一种适合各种脸型的镜架，也是大多数消费者比较偏爱的镜架。缺点是质量偏重，但使用不同的材料重量也会有很大区别。

### （二）半框镜架

半框镜架又称为尼龙丝架。半框镜架用一条非常细的尼龙丝作为部分框缘，镜片需经过特殊的磨制将其下边缘磨平，下边缘中有一条很窄的沟槽，使尼龙丝稳定嵌入沟槽中，形成无底框的款式，也较为牢固。与全框镜架相比，半框镜架强度略小一些，稳定性稍微差一点，但是比全框镜架更轻，给人以轻巧别致之感。半框镜架也是一款适用性比较强的镜架。

（三）无框镜架

这类镜架没有镜圈，只有一根金属鼻梁和两条镜腿，镜片与鼻梁和镜脚直接由螺钉来固定，一般需在镜片上打孔。从铰链的位置分为与鼻梁等高的"中央接头"和比鼻梁高的"高接头"两种。无框镜架比普通镜架更轻巧，形状别致，但是稳定性较差，强度较差。无框镜架有一个优点，就是弱化了镜框对脸部形态的影响，对戴镜者的气质有一定的提升作用。早期由于镜片多为玻璃材料，不容易钻孔，未能普及。现在镜片大多使用树脂材料，促进了无框镜架的发展。

（四）组合式镜架

组合式镜架的镜身是由金属和塑料两种材料构成，镜圈处有两组镜片，其中一组可以上翻，通常为屈光不正人士户内、户外两用，近年来这种镜架比较流行。

（五）折叠镜架

折叠镜架可以折成四折或六折，便于携带，多用于老花镜。

（六）眉毛镜架

眉毛镜架与半框镜架类似，上半框只有一条类似眉毛的圈丝，用一条很细的尼龙丝作为底部框缘，款式比较时尚（图15-4）。

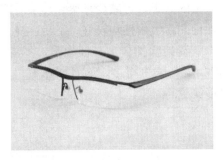

图15-4 眉毛镜架

# 第三节 镜架的制造工艺

随着社会的发展，人们对镜架的外观款式及质量有了更高的要求，除了配戴舒适、经久耐用以外，还要求美观大方、款式新颖等。要达到这些要求，眼镜生产厂家就必须具有先进的生产技术、完善的仪器设备，以及严格的管理工艺流程。对于不同材质的镜架，其加工方法也是不一样的。

## 一、金属镜架的制造工艺

### （一）加工方法

一副镜架由多种零部件组成，主要有镜圈、镜腿、铰链、鼻托和螺钉等。金属镜架的加工主要由零部件加工、装配、抛光和表面处理4道工序组成。镜架零部件材料的性能及尺寸的精度直接影响后续工序的加工工艺及最终产品的质量，因此零部件加工工序很重要。镜架零部件金属材料的选择主要根据材料的各种性能指标，如机械性能（包括强度、塑性、弹性）、工艺性（包括冷、热加工成形性）、耐腐蚀性、焊接性、耐磨性、切削加工性、电镀性、色度等。镜架金属材料的发展都是围绕上述性能研究实现的。

1. 开模。

在配件图纸绘制好之后就进行开模，按照图纸上的数据做出配件。开模一般分为冲压开模、油压开模。

2. 绕圈。

绕圈是按图纸上镜架的圈形，制作出模板后放入自动绕圈机进行绕圈。自动绕圈的好处在于圈形左右比较对称，镜圈也更美观。

3. 打磨。

配件开模生产后要进行打磨处理，方便后面的焊接工序。

4. 打弯。

镜腿在焊接之前要做打弯处理，这是每个金属镜架必要的工序。

5. 焊接。

把所有的配件进行焊接处理，即把圈线、鼻梁和镜腿等配件按照规格要求进行焊接。金属镜架焊接的常用工艺有三种：高频机焊接、激光焊接和钛焊接。这三种焊接工艺适用于不同的材料，由于焊接工艺和焊接材料不同，所焊接出的焊点也会有所不同。

6. 抛光。

镜架焊接好以后要进行抛光处理。金属镜架的抛光主要有三种：粗抛、中抛和细抛。每一种抛光所使用的抛光轮和抛光蜡不一样，因此抛光的效果也会有明显的区别。

### （二）表面处理

金属镜架的制作通常是以某一种金属作为底材，然后在其表面进行处理。表面处理的目的除了掩盖原材料及焊点表面瑕疵，防止原材料氧化，使其表面更光滑、平整，避免原材料直接与皮肤接触以外，还包括增强色泽感度，增加美观与时尚度。表面处理的具体方法如下：

1. 包金。

在金属底材上包上或贴上金合金的薄片，厚 $10\sim50\mu m$。

2. 电镀。

电镀是采用电化学的原理将某一种金属或合金镀在金属底材上的表面处理方法。比较常用的电镀有镀金、镀钛、镀铬等。镀金是在其他金属材料制成的镜架基础上处理，进而改善外观，同时具有金耐腐蚀的特点。镀金及包金的颜色与含有的其他金属的种类有关，如果含锌量较多则颜色偏白，含铜量较多则颜色偏黄。电镀层的质量取决于电镀工艺、镀层材料和镀层厚度。电镀加工可以使金属镜架增加光亮度、耐腐蚀性和硬度，还可以改变其色泽，从而保持金属的光泽感。

3. 着色。

着色又称为喷涂着色，指对镜架的底材表面进行喷涂处理，比如环氧树脂粉末喷涂着色、塑料喷涂着色等。喷涂着色可以使镜架的色泽更加丰富，镜架表面颜色更加鲜亮。喷涂分为整体喷涂和局部遮喷两种方式。局部遮喷是将要喷涂的位置以外的部分用胶带或遮模挡住的作业方式，但是喷涂完毕后油漆可能会喷涂到其他位置，所以还需要后续的擦拭处理。

## 二、塑料镜架的制造工艺

### （一）注塑型

注塑指将塑料软化，然后注入模具内真空铸造。这种加工方法自动化程度高，成本低，适合大批量生产。注塑型镜架的加工流程：模具确认→备料→烘烤→配色→搅拌→射出成形→首件确认→批量生产→分剪制品→质检→交接。

### （二）冲铣型

冲铣型镜架也就是人们常说的板材镜架。板材镜架是指镜架主体部分（镜圈、镜腿等）采用板材制作而成的可以固定各种类型透镜的装置的总称。目前的板材成分多数是醋酸纤维，也有少数高档镜架是丙酸纤维。由于板材镜架大部分采用的是手工制作，工序点较多，所以产量比较低，价格较贵，多用于中、高档镜架的生产。

冲铣型镜架的加工流程分为镜身的加工流程和镜腿的加工流程。

1. 镜身的加工流程。

板材镜架的镜身大多都采用手工辅助机器设备加工而成，过程复杂，要求较高，不同类型的镜身的加工工艺也不一样，有很多结构都采用拼接和铣切，飞边而成，成形后还需要抛光处理。镜身的加工流程：开料→打定位孔、鼻梁以及桩头压弯→拼接（鼻托和桩头）→车内圈→车外圈→鼻托、桩头刨外形和倒边→压弯（框面）→钉铰链→与镜腿搭配→抛光。

2. 镜腿的加工流程。

板材镜架的镜腿的加工与镜身不同，由于板材的特性，镜腿必须采用金属芯加以固定才能成形，再加上与饰片的搭配，要求较高，所以在细节和表面处理上工序较多，由于镜腿有左右之分，在选料和开料方面也是很有讲究的。镜腿的加工流程：开料→冲切外形→扎腿芯→飞边、打薄→镜腿铣槽和钻孔→镜腿刨内侧→铣切、雕刻→钉铰链→搭配框、饰片→滴油→抛光。

# 第四节　镜架的选择

镜架因使用的性质、功能、场所、个人气质、肤色等不同，会有选择上的差异。一副好的镜架应该大小合适，配戴舒适，款式符合自己的脸型、肤色、年龄和职业要求。选择镜架应遵循三大原则：功能原则、舒适原则、美学原则。

## 一、镜框尺寸的选择

在选择镜架时，主要考虑 3 个尺寸，即镜圈尺寸、鼻梁尺寸和镜腿尺寸。其中，镜圈尺寸与鼻梁尺寸的配合应保证眼镜的光心距与戴镜者的瞳距相一致。而镜腿尺寸应根据戴镜者的脸型，保证镜眼距约为 12mm。然而镜片的光学中心和戴镜者的视线并不总是重合，所以在选择相应的镜架时，要查看所选择镜架的规格尺寸，计算加工镜片的移心量。

（一）水平移心量的计算

为了使左右两个镜片光心距与瞳距一致，将镜片的光学中心以镜圈的几何中心为基准，沿着其水平线平移的量，称为水平移心量。

$$水平移心量（L_1）=\frac{镜圈几何中心水平距离-瞳距}{2}$$

根据 $L_1$ 的正负值来确定该光学中心的移动方向：当 $L_1>0$ 时，光学中心向鼻侧移动；当 $L_1<0$ 时，光学中心向颞侧移动；当 $L_1=0$ 时，光学中心与左右镜片几何中心距离一致，不需要移心。

例如：瞳距为 64mm，选择的镜架尺寸为 54□18，要使镜片的光心距与瞳距一致，光学中心水平移心量是多少？应该向哪个方向移动？

解：根据镜架尺寸计算水平移心量。

$$L_1=\frac{(54+18)-64}{2}=4（mm）$$

因此，光学中心需要向鼻侧水平移心 4mm。

（二）垂直移心量的计算

为了使镜片光学中心的高度与视线在镜圈垂直方向上的高度一致，将镜片的光学中心以镜架的几何中心为基准，沿垂直方向进行上下移动的量，称为垂直移心量。

$$垂直移心量（L_2）=镜片光学中心的高度-\frac{镜圈垂直高度}{2}$$

根据 $L_2$ 的正负值来确定该光学中心的移动方向：当 $L_2>0$ 时，光学中心向上移动；当 $L_2<0$ 时，光学中心向下移动；当 $L_2=0$ 时，光学中心不需要移心。

例如：镜圈的垂直高度为 42mm，镜片装配要求的光学中心高度为 18mm，光学中心垂直移心量应为多少？

解：垂直移心量计算如下。

$$L_2 = 18 - \frac{42}{2} = -3 \ (\text{mm})$$

因此，光学中心需要向下垂直移心 3mm。

## 二、镜圈形状与脸型的搭配

根据不同的脸型来选择合适的镜架，使其突出脸型优点、掩饰缺点。合适的镜架能增加面部的活力以及塑造出更好的造型。

（一）圆形脸

圆形脸的特点是脸较短，面颊圆润，额头呈圆拱形。所以，最好选择横向尺寸大、高度尺寸小以及棱角分明的镜圈，有利于修饰脸部线条，拉长脸型。若选择圆形镜圈，则会使脸显得更圆。

（二）长方形脸

长方形脸较长，下巴偏长。最好选择高度较大、圆形的镜圈，可以减弱面部的棱角，起到缩短脸型的效果。

（三）正方形脸

正方形脸在垂直方向上的高度比较短，下颌线较为突出，棱角分明。这种脸型适合戴圆形的镜圈，以减弱视觉上脸部明显的棱角，扁椭圆的镜圈可以使脸型在视觉上有拉长的效果。

（四）心形脸

这种脸型的前额较宽，下颌尖而窄，脸的上半部分比下半部分更宽。需要选择外观正好相反的镜框，即配戴下方较宽的镜架来适应脸型。

（五）倒心形脸

这种脸型的前额窄，越往面部底部越宽，下颌较宽且突出。其选择的镜架须与心形脸相反，适合戴镜位置较高、底部相对较窄的镜架。

（六）尖长形脸

尖长形脸前额较宽，下颌尖而窄，脸型较长。这种脸型适合戴镜片较高、下方较宽的镜架。

（七）椭圆形脸

这是相当标准的脸型。相比起长方形脸，椭圆形脸的前额及下颌有柔和的线条美。这种脸型几乎适合所有形状的镜圈。

## 三、镜架与鼻形、眼睛形状的搭配

有时面部细节上的美学缺憾需要做特殊的处理。例如，鼻梁太挺，如果配戴双梁镜架或鼻梁较低的镜架，则可掩盖这一缺点。鼻部太小的人如果戴上鼻梁较高的镜架，则可使鼻子显得较大。戴镜者如果眼间距较窄，则可以选择鼻梁部颜色较浅、越往镜腿颜色越深的镜架，眼间距宽者则相反。一般来说，镜架的顶部应与戴镜者的眉弓平行且高度相近，如果戴镜者眉弓较高，则适合选择颜色较深的镜架。

## 四、镜架与肤色的搭配

### （一）皮肤偏黑

皮肤偏黑的人当然不适宜戴白色的镜架，强烈的反差会导致过分显眼，但若一味追求与自己肤色一致，又会使脸部显得黯淡无光。所以皮肤偏黑的人最好选择亮色的镜架，如酒红色、蓝色、金色，可以让人散发出一种低调的魅力。

### （二）皮肤偏白

皮肤偏白的人肤色和任何流行色都相适宜，但不宜选择黑色的镜架。建议选择粉红色、酒红色等鲜艳色彩的镜架，可以衬托出戴镜者健康活泼的气质。

### （三）皮肤偏黄

皮肤偏黄的人要避免选择黄色的镜架，否则会让自己变得更"黄"，也不要选用冷色调的镜架，如蓝色、绿色等，那样会使人显得憔悴。可以选择暖色调的镜架，如粉红色、银色、白色等，可以使人看起来更明亮娇嫩。

### （四）皮肤偏红

皮肤偏红的人要避免选择红色的镜架。为了减轻皮肤上的红色，可以选择灰色、浅绿色、蓝色镜框，这样可以让戴镜者的皮肤看上去更白。

## 主要参考文献

［1］高雅萍. 眼镜材料技术［M］. 北京：高等教育出版社，2015.
［2］闵国光. 眼镜定配工［M］. 北京：中国劳动社会保障出版社，2017.

（伍叶）

## 【课后练习题】

1. 镜架的规格尺寸为 56－16－138，代表什么意思？

2. 镜架根据材料分类，可以分为哪几类？

3. 瞳距为 62mm，选择的镜架尺寸为 54□18，要使镜片的光心距与瞳距一致，光学中心水平方向的移心量是多少？应该朝哪个方向移动？

4. 镜圈的垂直高度为 42mm，镜片装配要求的光学中心高度为 17mm，光学中心垂直移心量应为多少？应该向哪个方向移动？

# 第十六章　眼镜的质量与检测

## 第一节　镜片的质量与检测

### 一、影响成形镜片质量的因素

1. 成形镜片（大镜片磨制成模板大小）是否完美无疵。
2. 成形镜片的屈光度、散光轴向、光学中心是否准确，较厚处抛光是否得当。
3. 成形镜面是否研磨良好。
4. 成形镜片磨边是否正确。

### 二、镜片常见的质量问题

（一）常见玻璃的疵病

1. 色彩：由于原料的纯度不高，光线产生折射，镜片中出现不需要的色彩。
2. 杂质：物质中所含的不纯成分，使介质不均匀。
3. 气泡：部分气体未能溢出而形成气泡。
4. 羽毛丛：形状像羽毛的瑕疵。
5. 纹脉：因搅拌不均而形成的细条状物质。

（二）镜片表面及内在的疵病

镜片表面及内在的疵病指因研磨阶段磨得太多或磨得太少、机器不好或没有调试、工具不良等造成的疵病。

1. 由生产加工不良造成的疵病。

（1）洞孔：镜面细磨过程中，未能将粗磨所留下的洞孔磨去，故在表面形成小洞或凹坑。

（2）灰白：镜面抛光不够，未能将细磨所留下的灰白面消去。

（3）抛光热灼：抛光镜面时，由于绒垫与镜面间的抛光液剂量不足而引起润滑不良，因发热而将镜面灼伤，使表面呈现透明水泡现象。

（4）橘皮形：其波浪纹的形状像橘皮，常波及整个镜面。

（5）砂点：在镜片生产细磨过程中，未能将粗磨痕迹完全除去而留下的凹坑，抛光后形成小圆坑。

（6）砂路：同砂点一样，因痕迹较深，留下一条坑。

（7）波浪形：镜片生产时在抛光过程中造成表面曲率局部偏差，导致曲率不规则而形成波浪形。

（8）亮路：由于生产过程中的抛光液中有杂质，镜片表面有细而亮的条纹。

（9）螺旋形：由于抛光不良，表面形成无数同心圆的波浪形。

（10）霍光：由于镜片密度不均或产生内应力，镜片表面曲率不规则，视物有跳跃的现象。

2. 由疏忽造成的对表面的损伤。

（1）抓痕：可能是对已磨好的镜面保管不当所致，被玻璃碎屑在镜面上画出长条形痕迹。

（2）凹坑：一般是由碰撞或跌落而使镜面形成浅的痕迹。

（3）擦痕：镜面有锐边的长痕，可能是被粗布或脏布擦拭所致。

（4）挫伤：因碰击而在镜面产生的裂痕，常呈不完全的新月形。

（5）崩边：镜片边缘因受撞击或压力而产生崩边，也可能是磨边时所施压力过大，或砂轮上不平整所致。

3. 由化学或热的作用造成的疵病。

（1）交叉状裂痕：镜面的交叉状裂痕，可能由冷却太快所致。如果是树脂镜片，多因应力或溶剂作用而形成。

（2）镜片表面失去光泽：严寒酷暑气候使镜片表面产生化学变化而使其失去光泽。火石玻璃中的铅易于氧化，故特别容易失去光泽。

## 三、镜片质量标准

### （一）表面质量和内在疵病

表面质量：主要指镜片表面研磨加工的质量。螺旋形、霍光等疵病以及生产过程中抛光不良造成的表面粗糙或点状、条状痕迹，以及抛光后因储存不当造成的霉斑都属于镜片表面质量不良。

内在疵病：主要指材料内部的各种点状或条状夹杂物等。

### （二）镜片质量标准规定

在以基准点为中心，直径 30mm 的区域内不能存有影响视力的霍光、螺旋形等内在疵病或表面疵病。镜片直径 30mm 区域之外，允许有微小的、孤立的表面或内在疵病。

### （三）镜片的色泽

有色眼镜配对不得有明显的色差，一般用肉眼辨别。变色镜片每副配对必须基色一致，变色后色泽一致，检测是在光照前和光照后分别进行目测辨别。由于检测单个镜片时不存在配对的问题，所以谈不上色泽是否一致，因此新标准取消了色泽要求。

**（四）镜片顶焦度的标准**

国家标准《眼镜镜片》（GB 10810—2005）有如下规定：

1. 镜片顶焦度允许的偏差（允差）见表16-1。

表16-1　镜片顶焦度允差（单位为屈光度，D）

| 球镜顶焦度绝对值 | 球镜顶焦度允差A | 柱镜顶焦度允差B | | | |
| --- | --- | --- | --- | --- | --- |
| | | 0.00~0.75 | >0.75~4.00 | >4.00~6.00 | >6.00 |
| >0.00~3.00 | ±0.12 | ±0.09 | ±0.12 | ±0.18 | ±0.25 |
| >3.00~6.00 | ±0.12 | ±0.12 | ±0.12 | ±0.18 | ±0.25 |
| >6.00~9.00 | ±0.12 | ±0.12 | ±0.18 | ±0.18 | ±0.25 |
| >9.00~12.00 | ±0.18 | ±0.12 | ±0.18 | ±0.25 | ±0.25 |
| >12.00~20.00 | ±0.25 | ±0.18 | ±0.25 | ±0.25 | ±0.37 |
| >20.00 | ±0.37 | ±0.25 | ±0.25 | ±0.37 | ±0.37 |

注：以绝对值最大的顶焦度为球镜顶焦度标准值。

2. 柱镜轴位方向允差见表16-2。

表16-2　柱镜轴位方向允差

| 柱镜顶焦度绝对值（D） | ≤0.50 | >0.50~0.75 | >0.75~1.50 | >1.50 |
| --- | --- | --- | --- | --- |
| 轴位允差（°） | ±7 | ±5 | ±3 | ±2 |

柱镜轴位方向允差适用于多焦点镜片以及有预定方位的镜片，如棱镜基底取向设定、梯度染色镜片等。

3. 光学中心和棱镜度允差见表16-3。

表16-3　光学中心和棱镜度允差

| 标称棱镜度（△） | 水平棱镜允差（△） | 垂直棱镜允差（△） |
| --- | --- | --- |
| 0.00~2.00 | ±（0.25+0.1×$S_{max}$） | ±（0.25+0.05×$S_{max}$） |
| >2.00~10.00 | ±（0.37+0.1×$S_{max}$） | ±（0.37+0.05×$S_{max}$） |
| >10.00 | ±（0.50+0.1×$S_{max}$） | ±（0.50+0.05×$S_{max}$） |

注：$S_{max}$表示绝对值最大的子午线上的顶焦度值。

4. 多焦点镜片的附加顶焦度允差见表16-4。

表16-4　多焦点镜片的附加顶焦度允差

| 附加顶焦度值（D） | ≤4.00 | >4.00 |
| --- | --- | --- |
| 允差（D） | ±0.12 | ±0.18 |

## 四、镜片质量的检测方法

1. 透视法：在镜片后方放置一强光源，并罩以扩散罩，其后面衬以黑色背景，将镜片擦拭干净，不留指纹，放置于眼前 30cm 处，镜片中有任何缺点即可显现。

2. 阴影法：将正镜片置于眼前，使其焦点位于眼部瞳孔区，通过镜片观察一强光源，光源将在眼睛的瞳孔区成实像，此时镜片显得十分明亮，全镜径充满光亮。然后将镜片向一侧缓慢移动至一定程度，镜片开始变黑。此时镜片任何表面和内部的疵病都会突然出现，纹脉显得十分明亮。对于低度正镜片和负镜片，可用无疵病的高度正镜片与之合并观察。

3. 阴影镜法：用一强烈小光源，使一小光柱通过一镜径在白色屏幕上形成一均匀明亮的像。当镜片置于光柱之中时，任何内部疵病都将在屏幕上形成明亮的阴影。

4. 镜片的顶焦度、轴位、棱镜度使用计量检测合格的焦度计测量。

## 五、镜片膜层的质量规范及检测方法

（一）相关术语

1. 镀膜镜片：在镜片单面或双面（表面）镀有某些特性膜层的镜片，该镜片具有某些特殊功能。

2. 减反射膜层：镜片镀有减少光线在镜片表面产生反射的膜层。

3. 光反射比：特定的材料、镜片、镀层或滤光片的反射光通量与入射光通量的比值。

4. 光通量：发光体每秒发出的光亮的总和，单位为流明（lm）。

5. 雾度值：透过试样（镜片）而偏离的入射光方向的散射光通量与全透射光通量之比。

（二）镜片膜层的检测要求

1. 光反射比：镜片单个表面的光反射比应小于 1.5%，或者镜片两个表面的光反射比应小于 3.0%。

2. 膜层的均匀性：在以镜片光学中心为基准，直径 30mm 的区域内，镜片边缘与中心的光反射比差值应小于 0.3%。

3. 膜层的耐磨性：样品经磨擦后，不应该存在可见的磨损（线状或面状磨损）。明确标有"耐磨"的镜片，测试值乘以调整因子（调整因子用于减少在测试过程中各种不确定因素的影响）0.8 以后的雾度值应小于或等于 0.8%。

4. 色斑：镜片的膜层在反射光中能看到，而在透射光中看不到的局部干涉色不应有明显的变化（主要指膜层整体色泽有变化的块状色泽缺陷）。

5. 高低温试验：高低温试验以后镜片表面的膜层应无龟裂或脱落。具体检测方法见后文。

6. 盐水试验：盐水试验后，镜片表面膜层不应出现任何可见的疵病（或测试痕迹），如脱皮、皱皮、裂缝、痕迹、云雾状等。

7. 膜层附着力：检测后，膜层出现部分剥脱的方格数应小于 15%（不包括因使用刀具切割后产生的边缘脱落），而且不应有任何一个方格出现整个膜层脱落。具体检测方法见后文。

（三）镜片膜层质量的检测方法

1. 光反射比和膜层均匀性检测方法参照《眼镜镜片》（GB 10810.4—2012）。

2. 膜层的耐磨性检测方法。

（1）先用雾度仪测量没有经过磨擦的镜片中心区域的初始雾度值。将镜片放在 0°方向，测量得到第一个雾度值，随后分别测量 90°、180°、270°方向上的雾度值，然后取 4 次测量结果的平均值。

（2）镜片初始雾度值测量好以后，将镜片放在磨擦仪上，放置方法是镜片的凸面朝上，使其中心和摆杆中心重合并将镜片固定好。在磨擦仪压膜上端的压重梁上加上荷重砝码，总荷重包括压重梁、压膜、荷重砝码、钢丝绒等，共重（750±15）g，然后将该重量施加在镜片的凸面上。随即启动磨擦仪，使其反复磨擦 1000 次。反复磨擦的区域需略大于雾度仪的测量区域，该区域的大小一般控制在镜片凸面几何中心周围约 40mm×40mm 的范围。

镜片磨擦仪简图见图 16-1。

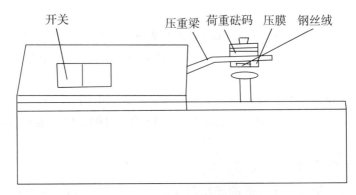

**图 16-1　镜片磨擦仪简图**

（3）把经过磨擦后的镜片清洗干净并用纸巾吸干或晾干，放在雾度仪上。测量镜片的中心区域（需选择与磨擦前相同区域）的雾度值。分别测量 4 次取其平均值 $H_i$。

（4）镜片磨擦后的雾度值按下式计算：

$$\Delta H = H_i - H_0$$

$$镜片的雾度值 = \Delta H \times 0.8$$

式中，$\Delta H$ 指镜片经过磨擦后的雾度值和未经磨擦的雾度值之差，$H_i$ 指磨擦后 4 次雾度值的平均值，$H_0$ 指未经磨擦前初始 4 次雾度值的平均值，0.8 指调整因子（目的是减少在测试过程中各种不确定因素的影响）。

3. 色斑可按镜片质量和内在疵病的方法鉴别。

4. 高温试验：将镜片放在烘箱里，温度设定在（55±2)℃并保持 30 分钟，然后取出放在室温下 30 分钟。

5. 低温试验：将镜片放在冰箱里，温度设定在（−18±3)℃并保持 2 小时，然后取出放在室温下 30 分钟。

6. 膜层附着力的检测方法：

（1）将样品镜片放在"电热恒温水浴锅"的托架上，设置水温为（40±2)℃，并使其在相应的湿度下保持 16 小时，然后取出样品镜片并在室温下放置 30 分钟。

（2）镜片清洗擦干，然后使用切割刀具以均匀的速率和力度在镜片前后表面近边缘 5~10mm 处切割。使得前后表面各自形成 2 个网格区域，并确保网格区域不重叠，切割时应划透镜片的膜层。每个网格区域需要在镜片的水平和垂直方向各切割 6 条平行线，每一条平行线间隔约 1mm，4 个网格区域一共形成 100 个小方格。

（3）先选择一个网格区域并用软毛刷轻扫网格区域，剪下适量长度的透明胶带，将胶带粘在网格区域上，胶带粘贴的范围应超出网格边缘 5mm，用手指将胶带在网格区域上方的部位压平，使胶带与膜层接触良好。拿住胶带悬空的一端，快速撕离胶带，再用透明胶带重复操作一次。另一个网格区域重复此试验。试验全部结束后，检查胶带和镜片上是否有膜层脱落。

# 第二节　镜架的质量与检测

## 一、镜架的质量标准

1. 镜架的外观质量：主要指镜架表面有无瑕疵。《眼镜架 通用要求和试验方法》（GB/T 14214—2019）要求在不借助放大镜或其他类似装置的情况下，目测检查镜架的外观，镜架表面应光滑，色泽均匀，无直径大于 0.5mm 的麻点、颗粒和明显的擦伤。

2. 镜架尺寸：主要指实测尺寸与标称尺寸的偏差。《眼镜架 通用要求和试验方法》（GB/T 14214—2019）对尺寸的要求：镜圈水平尺寸±0.5mm，片间距离±0.5mm，镜腿长度±2.0mm。镜架尺寸在标准中仅对全框镜架有要求，半框镜架和无框镜架不检测尺寸。

3. 高温尺寸稳定性：检测镜架在高温条件下是否发生变形，如果高温条件下镜架尺寸变化超过+6mm 或−12mm，则高温尺寸稳定性不合格。

4. 镜片夹持力：镜架对镜片的固定能力。《眼镜架 通用要求和试验方法》（GB/T 14214—2019）要求镜架在经受鼻梁变形测试后，两镜片不能从镜圈中全部或部分脱落。

5. 铰链疲劳：模拟铰链在开闭下的受力情况，检测铰链在疲劳试验下的恢复能力。测试后《眼镜架 通用要求和试验方法》（GB/T 14214—2019）要求：镜架无裂缝、断痕，永久变形量小于或等于 5mm，能轻松用手指开合镜腿，镜腿不会因为自重在开合过程中的任意点向下关闭。

6. 抗拉性能：主要检测镜架各焊接点的抗拉强度，包括桩头、铰链、鼻梁等焊点的强度。抗拉性能试验后，镜架应不断裂、不脱落。

7. 镀层结合力：检测镜架镀层的牢固程度。《眼镜架 通用要求和试验方法》（GB/T 14214—2019）要求镜架测试后，表面无皱皮、毛疵和剥落。

8. 抗汗腐蚀：检测镜架在模拟汗液腐蚀下，是否会出现腐蚀点、变色以及镀层腐蚀、剥蚀或脱落等现象。《眼镜架 通用要求和试验方法》（GB/T 14214—2019）要求试验后，镜架长期与皮肤接触的镜腿内侧和镜框下缘不应有腐蚀点、变色、镀层腐蚀、剥蚀或脱落等现象。

9. 阻燃性：《眼镜架 通用要求和试验方法》（GB/T 14214—2019）要求试验后，镜架不应继续燃烧。

## 二、镜架质量的检测方法

1. 镜架的外观质量：检测时，将样品放在 2 支 30 瓦的日光灯下，面对黑色消光背景进行鉴别。

2. 镜架尺寸包括镜圈尺寸、鼻梁尺寸以及镜腿尺寸。镜圈尺寸和鼻梁尺寸采用方框法测量。镜腿尺寸是指从铰链中心到镜腿末端的伸展长度。

3. 高温尺寸稳定性：将镜架放在烘箱中，温度设定在 $(55\pm5)℃$。将镜腿自然打开平放在玻璃平板上，测量两镜腿端点的距离 $L_0$。将样品和玻璃平板一起平放到烘箱中保持 2 小时，取出后再放在 23.5℃ 中 2 小时，然后重新测量两镜腿端点的距离 $L$，最后计算出 $L-L_0$，所得结果与标准值进行对照。

4. 铰链疲劳：检测铰链疲劳的仪器为疲劳试验装置，主要功能是将镜腿往复开闭，每分钟 40 次，试验装置有计数显示。首先将样品装在试验装置上，先确定好夹持点和测量点。试验前，将镜腿自然打开且开足，在预定测量点上测量两镜腿间的距离 $d_0$。镜架定位后，开动装置，完成 500 次的往复运动后，取下样品镜架，在初始测量点测量两镜腿间的距离 $d$。检查样品镜架的裂缝、断痕及开闭情况，记录永久变形量 $d-d_0$。

5. 抗拉性能：用精度不低于 $\pm1\%$ 的拉力试验机测试。测试前先将镜片取下，在金属架左右两镜腿距离铰链中心 20mm 处给予相反方向拉力，板材镜架在距铰链 5mm 内固定前框，然后在距离前框 30mm 处夹住一镜腿，沿镜腿方向加力，板材镜架的另一镜腿重复上述测试，镜架承受的拉力为 98.0N。

6. 镀层结合力：镀层结合力的检测用专用压膜设备，将镜腿（一般是中段）弯曲成 $120°\pm2°$，然后观察镀层是否有毛疵或剥落现象。

7. 抗汗腐蚀：抗汗腐蚀的检测方法是偏酸性盐雾试验（图 16-2）。方法：①将仿汗液倒入容器至 10mm 深，使样品镜架最低部位刚好离液面 15mm±3mm。②把镜架放在支架上，镜腿自然开足，镜腿底端放在支架上，确保镜架不与其他物品接触。③将盖好的容器放入烘箱中，温度设定在 $(55\pm5)℃$，保持 8 小时 ±30 分钟，然后取出样品镜架用水清洗，用软布无磨擦地吸干水分。④同外观检测一样检查镜架各个部位，与未经试验的镜架进行对比，并记录样品镜架情况。⑤再次将样品镜架重复试验，保持 16 小时±30分钟，拿出样品镜架用水清洗，然后用软布吸干水分。⑥同外观检测一样检查样品镜架，尤其是镜腿内侧和镜圈下缘，与未经试验的镜架进行对比，并记录样品镜架情况。

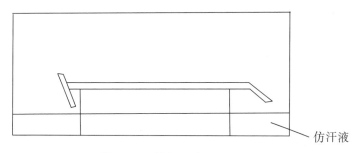

仿汗液

**图16-2 抗汗腐蚀试验装置图**

8. 阻燃性：检测镜架阻燃性的设备是阻燃试验箱。检测方法：①加热钢棒的一端，温度至（650±10）℃，用热偶在距离热端20mm处测量温度。②达到需求温度后，将钢棒的热端面垂直朝下在1秒内接触样品镜架，并保持（5±0.5）秒，然后移开钢棒，分别在样品镜架的各个部分重复上述试验。③钢棒与样品镜架分离后，观察样品镜架各受试部分是否继续燃烧。

以上镜架检测方法适合出厂前的抽检，加工装配前不需要逐一检测，有些检测有损耗性。

# 第三节　配装眼镜的质量与检测

## 一、配装眼镜的相关定义

1. 顶焦度：一个镜片含有两个顶焦度，配装眼镜中特指后顶焦度，即以米为单位测得的镜片近轴后顶焦距的倒数。顶焦度的单位为米的倒数，单位名称为屈光度，用符号D表示。

2. 远用瞳距：眼睛正视前方（5m以外），视轴平行时两眼瞳孔中心角膜映光点的距离。

3. 近用瞳距：视近时两眼瞳孔中心角膜映光点的距离。

4. 光学中心水平距离：两镜片光学中心在水平方向上的距离。

5. 光学中心水平偏差：光学中心水平距离与瞳距的差值。

6. 光学中心垂直互差：两镜片光学中心在垂直方向上的差值。

7. 光学中心水平互差：镜片光学中心在水平方向与瞳距的单侧偏差。

8. 隙缝：镜片与镜圈之间的空隙。

9. 锁接管间隙：金属镜圈装上镜片后上下锁接管锁紧时尚存的空隙。

10. 焦损：非金属镜框装入镜片时因加热所造成的表面损伤。

177

11. 扭曲：镜架因为装入镜片不当所产生的变形或镜腿起落不平整。

12. 翻边：非金属镜圈装入镜片时因加热引起的镜圈变形造成的镜片边缘外露。

13. 镜腿外张角：镜腿张开至极限时的位置与两铰链轴线连接线之间的夹角。

14. 身腿倾斜角：镜片平面法线与镜腿的夹角。

## 二、配装眼镜的质量标准

参照《配装眼镜》（GB 13511.1—2011）。

### （一）配装眼镜光学中心水平偏差

配装眼镜光学中心水平偏差必须符合的规定见表 16-5。

表 16-5　配装眼镜光学中心水平偏差必须符合的规定

| 水平方向顶焦度绝对值（D） | 0.25~1.00 | 1.25~2.00 | 2.25~4.00 | 4.25~6.00 | ≥6.25 |
|---|---|---|---|---|---|
| 光学中心水平允差（mm） | 9.0 | 6.0 | 4.0 | 3.0 | 2.0 |

### （二）配装眼镜光学中心水平互差

镜片的光学中心水平互差是指镜片光学中心在水平方向与瞳距的单侧偏差。该偏差不得大于光学中心水平偏差的 1/2。

举例说明如下。OD：−3.50D；OS：−5.50D；RPD：32mm；LPD：31mm。

测得右眼光学中心到鼻梁中线的距离为 34mm，左眼光学中心到鼻梁中线的距离为 33mm。光学中心的水平偏差为 34+33−（32+31）=4（mm），右眼光学中心水平互差为 34−32=2（mm），左眼光学中心水平互差为 33−31=2（mm）。经检验该眼镜不符合国家标准。

### （三）配装眼镜光学中心垂直互差

配装眼镜光学中心垂直互差必须符合的规定见表 16-6。

表 16-6　配装眼镜光学中心垂直互差必须符合的规定

| 垂直方向顶焦度绝对值（D） | 0.25~1.00 | 1.25~2.00 | 2.25~8.00 | ≥8.25 |
|---|---|---|---|---|
| 光学中心垂直允差（mm） | ≤3.0 | ≤2.0 | ≤1.0 | ≤0.5 |

### （四）配装眼镜柱镜轴位

配装眼镜柱镜轴位必须符合的规定见表 16-7。

表 16-7　配装眼镜柱镜轴位必须符合的规定

| 柱镜顶焦度绝对值（D） | ≤0.50 | >0.50~1.50 | >1.50~1.50 | ≥2.75 |
|---|---|---|---|---|
| 轴位允差（°） | ±6 | ±4 | ±3 | ±2 |

### （五）配装后棱镜眼镜其棱镜度偏差与基底取向偏差

配装后棱镜眼镜其棱镜度偏差与基底取向偏差必须符合的规定见表 16-8。

表 16-8　配装后棱镜眼镜其棱镜度偏差与基底取向偏差必须符合的规定

| 棱镜度（△） | 棱镜度偏差（△） | 基底取向偏差（°） |
|---|---|---|
| 0.00～2.00 | ±0.25 | ±6 |
| >2.00～10.00 | ±0.37 | ±4 |
| >10.00 | ±0.50 | ±2 |

单光镜片的标称棱镜度为 0，其在镜片光学中心处所测得的棱镜度偏差应符合表 16-8 中关于 0.00～2.00 的偏差规定。

（六）配装眼镜的装配质量

1. 配装眼镜的外观应无崩边、翻边、焦损、扭曲、钳痕、镀层脱落以及明显的擦伤。

2. 配装眼镜不允许螺丝滑牙及零件缺损。

3. 正顶焦度镜片配装后的边缘厚度应不小于 1.2mm。

4. 配装眼镜镜片和镜圈的几何形状应基本相同且左右对称，装配后应不松动，无明显隙缝。

5. 金属镜架锁接管的空隙不得大于 0.5mm。

6. 配装眼镜无严重不均匀应力存在。

（七）配装眼镜的整形要求

1. 配装眼镜左右两镜片应保持相对平整。

2. 配装眼镜左右两托叶应对称。

3. 配装眼镜左右两镜腿外张角为 80°～95°，并左右对称。

4. 两镜腿张开平放或倒伏均保持平整，镜架不可扭曲。

5. 左右身腿倾斜角互差不大于 2.5°。

## 三、配装眼镜的质量检测方法

1. 配装眼镜的光学中心位置、轴位、棱镜度、基底方向以及顶焦度，使用计量检测合格的焦度计测量。

2. 配装眼镜的光学中心水平偏差、光学中心水平互差、光学中心垂直互差，可以通过焦度计测量标出光学中心后，用直尺或游标卡尺测量。如果左右两镜片顶焦度不相同，参照镜片顶焦度绝对值大的镜片进行检测。含有柱镜顶焦度的镜片，检测光学中心水平偏差时，先求出水平方向的顶焦度，再进行检测。检测光学中心垂直互差时，先求出垂直方向的顶焦度，再进行检测。

3. 镜片割边后的边缘厚度用厚度卡尺测量。

4. 镜片与镜圈的隙缝通过目视法检查，金属镜架锁接管的间隙用间隙塞尺或游标卡尺测量。

5. 配装眼镜的外观及零件缺损用目视法检测。

6. 配装眼镜是否两镜面平整、托叶对称、两镜腿平整对称及镜架扭曲等均用目视法检测。

7. 镜腿的外张角和身腿倾斜角均用量角器测量。

8. 配装眼镜的应力用应力仪检测，检测双眼应力是否均匀。

# 第四节　特殊眼镜的质量与检测

## 一、双光镜的质量检测

1. 分别测量两镜片主镜片和子镜片的顶焦度。

2. 主镜片和子镜片的顶焦度之差为近附加度数。

3. 子镜片光学中心水平距离与近用瞳距的差值不得大于 2.5mm，若配镜者对子镜片顶点高度有特殊要求，不受上述要求限制。

4. 子镜片的顶点在垂直方向上应位于主镜片光学中心下方 2.5~5.0mm 处，两子镜片顶点在垂直方向上的互差不得大于 1mm。

## 二、渐变多焦镜的质量检测

1. 用焦度计测量远用区、近用区的度数，计算近附加度数。

2. 测量棱镜参考点的棱镜度和底向，两镜片一般不超过 $1^\triangle$。

3. 用渐变多焦镜测量卡测量出单眼瞳距和瞳高。

4. 配镜者戴上眼镜，核对配镜"十"字的位置是否正确。

5. 在鼻侧隐形小刻印下方核对镜片商标和镜片材料，折射率为 1.6 的材料在商标下会有 6 的标记。

6. 在颞侧隐形小刻印下方标有近附加度数，如 20，说明近附加度数为 2.00D。

7. 隐形小刻印连线的水平倾斜度应不大于 2°。

8. 用直尺检测 4 点隐形小刻印是否成一条直线，如果左右眼的瞳高不一致，则左右眼的隐形小刻印的直线应该平行。

## 三、无框镜的质量检测

1. 无框镜装配后镜片和定片扣之间不应松动，无明显缝隙。

2. 两镜片上螺丝孔的周边应光滑、无裂纹、倒棱接近。

3. 两镜片打孔的位置应基本对称。

4. 两镜片应力均匀且两者差别不大。

5. 两镜片边缘光滑。

6. 符合配装眼镜整形要求。

## 四、老视成品镜的质量检测

1. 老视成品镜应标明光学中心水平距离，允差为±2.0mm。
2. 单侧水平允差为±1.0mm。
3. 光学中心垂直互差同配装眼镜标准。
4. 两镜片顶焦度互差不应大于0.12D（老视成品镜左右眼度数相同）。

# 第五节　太阳镜的质量与检测

## 一、太阳镜的质量检测内容

1. 整体外观检测。
2. 镜片表面质量检测。
3. 镜架表面质量检测。
4. 镜片光学质量检测。
5. 装配质量检测与整形要求。
6. 光透射比检测。
7. 交通信号透射比检测。
8. 紫外线透射比检测。

## 二、整体外观检测

太阳镜整体外观检测的方法同普通配装眼镜，检测时要注意采用目视法检测太阳镜的色差。具体的检测方法：将太阳镜放在一张白纸上，观察并比较两镜片颜色是否一致，将镜片旋转180°，再次观察两镜片颜色是否一致。如果镜片的色差总发生在同一位置上，则可能是光源的位置所致，此时更换位置重新检测。如果镜片的色差总发生在同一个镜片上，也可能是检测者眼睛疲劳所致，此时应让检测者眼睛放松后再做检测。

## 三、镜片表面质量检测

镜片表面质量要符合《眼镜镜片》（GB 10810—2005）中的要求，即在以镜片光学中心为基准点，直径30mm的区域内不能检测出有影响视力的霍光、螺旋形等内在疵病，镜片的表面应无划痕、磨痕，应光洁、透视清晰，表面不允许有橘皮形和霉斑。

## 四、镜架表面质量检测

镜架表面质量应符合眼镜架国家标准的要求，太阳镜不能使用与皮肤接触后会产生不良反应的材料。镜架的外观检测应符合眼镜架国家标准的要求，检测时在不借助放大镜或其他相似器材的条件下，目视检测镜架的外观。镜架表面应光滑，色泽均匀，不能有直径大于 0.5mm 的麻点、颗粒和明显的擦伤。

## 五、镜片光学质量检测

镜片的光学质量应该符合眼镜镜片国家标准中关于顶焦度和棱镜度的要求。

（一）顶焦度

太阳镜镜片的顶焦度标准值为 0.00D，但是镜片在生产过程中产生的偏差或者镜架与镜片的装配不符，都可能产生顶焦度的偏差，该偏差可能是正顶焦度，也可能是负顶焦度。如果偏差超过一定的范围，戴镜者可能会感到视物变形，易疲劳，严重时会影响戴镜者的视觉健康。根据眼镜镜片国家标准中的要求，球镜顶焦度允差为 ±0.08D，柱镜顶焦度允差为 ±0.06D。通常检测太阳镜顶焦度可以使用焦度计，也可以使用目视法。具体的检测方法：将太阳镜放在检查者眼前，通过镜片观察远处的目标并选用"十"字图形，水平方向移动镜片，通过太阳镜观察"十"字图形是否随着镜片的移动而移动。标准的太阳镜不应有移动现象，如果出现移动现象，说明该太阳镜有球镜度数。当旋转太阳镜时，如果"十"字图形所成的垂直角度也随着太阳镜的旋转发生剪刀运动，则说明该太阳镜有柱镜度数。

（二）棱镜度

太阳镜镜片的棱镜度标准值为 $0.00^{\triangle}$，棱镜度过高将使戴镜者感觉视物变形，产生视物不适，易疲劳。根据眼镜镜片国家标准中的要求，其棱镜度允差为 $±0.25^{\triangle}$。配装有棱镜的太阳镜的检测方法与平光太阳镜的检测方法相同。测量棱镜度时应在镜片的光学中心处测量，方法同镜片的顶焦度检测。

## 六、装配质量检测与整形要求

太阳镜的装配质量和整形要求符合配装眼镜的装配质量和整形要求。常用的检测流程如下：①检测镜架外观、电镀、烤漆涂层、表面抛光及其他表面颜色是否均匀，是否无明显瑕疵。②手持太阳镜面对日光灯，让镜面的反光线条缓慢移动，观察日光灯影，若不出现波浪、扭曲状，则表示镜片没有屈光度及表面质量问题。③镜片颜色正确，无色差及气泡，渐进染色片要求自然过渡，左右镜片颜色一致。

## 七、光透射比检测

光透射比是太阳镜功能的一个重要指标，它指透射光通量与入射光通量的比值，也可以理解成光线（阳光）在镜片中透过的量，它可以反映镜片的遮阳效果。太阳镜按此功能分为三类：浅色太阳镜、遮阳太阳镜和特殊用途的太阳镜。浅色太阳镜的光透射比大于40%，遮阳太阳镜的光透射比为8%～40%，特殊用途的太阳镜的光透射比为3%～8%。驾驶用的太阳镜的光透射比不得小于8%。

## 八、交通信号透射比

交通信号透射比这项指标，要求通过太阳镜看不同颜色的物体，能保持物体原来的颜色色度。这项指标对太阳镜来说也是很重要的。如果交通信号透射比不达标，会导致戴镜者对颜色的分辨率降低，出现色觉干扰，产生色觉混乱，这种情况对司机来说是非常危险的。太阳镜的国家标准规定了交通信号透射比的参考值。对于浅色太阳镜，要求红色信号大于或等于8%，黄色信号大于或等于6%，绿色信号大于或等于6%。遮阳太阳镜的交通信号透射比与浅色太阳镜相同。特殊用途的太阳镜该项指标暂无要求。

## 九、紫外线透射比检测

紫外线透射比反映了太阳镜防紫外线的情况，紫外线透过越少，防紫外线能力越强。315～380nm 的 UVA 波段内，其平均透射比小于或等于光透射比。280～315nm 的 UVB 波段内，其平均透射比小于或等于1/2 光透射比。太阳镜满足该标准就达到了最基本的防护要求，即在遮挡强光的同时阻挡了紫外线。由于配戴太阳镜会降低进入眼睛的光通量，导致戴镜者的瞳孔增大，所以在同等光照条件下，若太阳镜不能阻挡相应量的紫外线，眼睛将接收比不戴太阳镜时更多的紫外线，所以不能防紫外线的深色太阳镜比不戴太阳镜对眼睛的伤害更大。变色镜片也属于太阳镜系列，所有的眼镜都可以选择变色镜片，它的质检要符合其本身的质检要求，另外还需要符合变色镜的质检要求。变色和褪色的速度两只眼的差别不宜太大。

### 主要参考文献

［1］武红. 眼镜维修检测技术［M］. 北京：人民卫生出版社，2012.

［2］杨晓莉，王淮庆. 眼镜材料与质量检测［M］. 南京：南京大学出版社，2011.

［3］付春霞. 眼镜质检与调校技术［M］. 北京：人民卫生出版社，2016.

（熊玲　陈涛文）

**【课后练习题】**

1. 试述镜片表面质量和内在疵病。
2. 试述配装眼镜的装配质量标准。
3. 试述配装眼镜的整形要求。
4. 试述配装眼镜的质量检测方法。
5. 配镜处方为 OD：$-6.00$；OS：$-5.75/-1.00\times90$。PD$=60$mm，装配后实测其光学中心水平距离为 62.5mm，光学中心垂直互差为 1.2mm。该眼镜是否符合国家标准？